AQUARIUS

AQUARIUS

Catcher

一如《麥田捕手》的主角，
我們站在危險的崖邊，
抓住每一個跑向懸崖的孩子。
Catcher，是對孩子的一生守護。

不動怒，
與亞斯伯格症孩子親近溝通

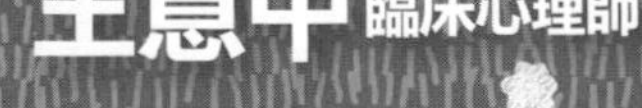

【推薦序】希望你我都能成為友善溝通的第一人

文◎「花媽」卓惠珠
（「幫助高功能自閉與亞斯伯格」粉專與部落格版主）

讀意中心理師這本《不動怒，與亞斯伯格症孩子親近溝通》新書時，隨著章節進行，我腦海中浮現出一個又一個與亞斯溝通的事件。這些共鳴產生的點頭次數，多到我不知道要從哪個角度來寫這篇推薦序。

亞斯伯格症孩子對於情境的搜尋、語意的理解與應對，相對於一般人來得緩慢，常常會做出一般人難以理解的回應。這是他們之所以被列為障礙，而需要協助及接受特殊教育的原因。

由於他們錯誤的理解而遭受誤解，是經常發生的狀況。這些理解與溝通的障礙，讓陪伴、協助的主要照顧者得不斷陪著孩子向他人卑躬屈膝地道歉（這類溝通誤解的事件，我在《當過動媽遇到亞斯兒，有時還有亞斯爸》書裡述說了數十則，邀請您閱讀這本書）。

透過意中心理師架構完整、邏輯清楚的敘述，我們從中學習到如何有層次地看待亞斯的「溝通主軸」。身為主要照顧者或助人者的你我，都可以透過這本書，跟著心理師有層次地拆解與亞斯伯格症孩子溝通的要點和細則。

亞斯的溝通障礙，需要被人理解。在此與大家分享一個祕訣：**我始終秉持著「能與有溝通障礙的亞斯溝通，就可以和所有人溝通」的原則，與身邊的亞斯相處。**我期許自己，也期待閱讀本書的各位，都能輕鬆記得讓自己「成為友善的第一人」的信念。

之所以產生這個念頭，起因於以下的事件。

＊

一名亞斯學生在資源班上完課後，回到原班教室。一進教室，他神情愉悅地坐到老師在講台旁的位置，其他同學看到了，紛紛指責他。

A同學：「你不可以坐在那個椅子上，那是老師的位置。」

亞斯同學很生氣地問：「為什麼？」

B同學：「那本來就是老師的位置。」

亞斯同學：「誰說的？」

C同學：「本來就規定是老師的位置。」

亞斯同學：「誰規定的？」

D同學：「本來就是這樣啊！幼稚鬼才不知道。」

亞斯同學：「你才幼稚鬼！神經病！」

E同學：「等一下老師來，你就知道你才是神經病了。」

亞斯孩子更生氣了。他被同學們七嘴八舌的評論激怒，幾乎是怒吼著說：「你們都去死啦！」順手把手上的課本丟向同學。

短短幾分鐘，整間教室成了戰場。

這時候，科任老師走進教室，聽見一片怒吼聲。老師得授課，看得出短時間內平息不了紛爭，除了希望亞斯學生獲得平靜，也得顧及其他學生們的受教權。於是，科任老師請資源班老師把亞斯孩子暫時帶離教室，讓他冷靜。

後來，資源班老師與這孩子談清楚了，回到原班，向其他同學解釋他大怒的原因。

原來上一堂課，亞斯孩子在資源班課堂表現得很好，所以資源班老師給他獎勵，對他說：「你表現得很好，老師要獎勵你，下一堂課你可以坐老師的位置哦。」

可是這孩子並不懂，「下一堂課」是指「同一個老師的下一次課程」。他誤解了資源班老師的意思，而在下一堂課趕緊衝回原班教室上課，很興奮地直接坐在老師的位置。

*

當這孩子問「為什麼？」、「誰規定的？」的時候，其實他是真的在問問題。他根本搞不清楚現實情況，也來不及順應改變，所以造成了大家的大誤解。一件小

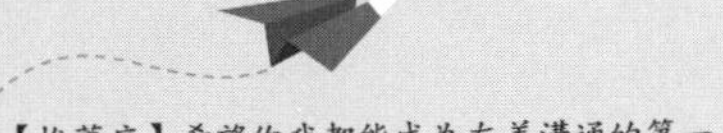

小的事情，掀起軒然大波。

一般人以為這孩子是故意鬧事，然而，這是由於孩子對於自己所處的環境，莫名地無法瞭解。老師也不曉得這個孩子的狀況，為了其他學生的受教權，也得進行緊急處置。

如果事件重演，科任老師可以用平靜的語氣問：「你怎麼坐在那裡呢？」**不預設孩子是故意的，以直接的陳述，輕聲詢問。而不是未審先判，以「你又來亂了」的質問口吻指責。**

如果成人平常就能養成以好奇的態度詢問，這種沒有預設立場的請教式問話，有助於減少後續的紛爭。不管孩子是不是亞斯伯格症，這場風波應該不會發生。

請先用不帶批判的陳述句子發問，接著確認事實，這是我們一般人與別人對話時可以有的態度。

身為亞斯伯格症孩子的母親，對於願意理解隱性障礙族群困難的您，在此向您致謝。

目錄

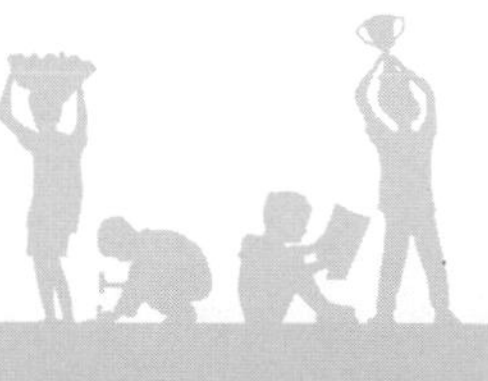

【寫在前面】
「建立關係」是與亞斯兒相處之鑰

固著性強、社交困難的亞斯兒

若問我在這麼多特殊需求孩子中，哪種類型的孩子在相處上，對於父母和老師來說最傷腦筋、挑戰度破表？亞斯伯格症孩子一定是首選。

「固著性強＋社交困難」——孩子因亞斯的敏感特質而動輒受苦。由於這群孩子相當敏感，因此在陪伴的過程中，十足考驗著大人如何維持細膩的自我覺察。

如同走在鋼索上，稍微說錯一句話、做錯一個舉動，甚至於什麼錯也沒有，孩子突如其來的情緒就足以讓我們從鋼索上墜落。

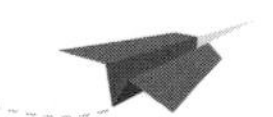

這麼說不是要嚇人，還以為「哇，亞斯兒這麼難纏」。我想說的是，**孩子們拋出各式各樣的問題球，固然使人應接不暇，但同時也在測試著我們是否夠瞭解他們。**

「建立關係」是與亞斯兒相處之鑰

與亞斯伯格症孩子如果沒有「關係」，將很難進行後續溝通。

當你和亞斯兒建立起關係，孩子接受你、信服你，接下來你說的話，他往往會照單全收。

亞斯兒難帶嗎？在缺少瞭解的情況下，許多大人的確感到一頭霧水，加上心中好幾把悶火，在水火交相煎熬之中，令人疲憊不堪，實在苦不堪言，不時需要中場喘息。

然而一旦靜下心，帶著「想要好好瞭解這些孩子」的態度，漸漸地，原本謎樣的亞斯伯格症孩子，將使你自然而然地展露出微笑——因為在真正瞭解他們之後，你發現自己喜歡上了他們。

意中心理師的溫馨提醒

閱讀這本書，有助於我們瞭解亞斯伯格症孩子的地雷，而不至於誤踩地雷，讓彼此受傷。

● **若是「一對多」的情況**：如果您是老師，在教室裡對全班進行教學時，「一對多」的情況下，建議您順著亞斯兒的特質，「繞過去」，先避開地雷，以使教學順暢進行。

● **若是「一對一」或「一對少」的情況**：例如爸媽、資源班老師、輔導老師、臨床心理師、諮商心理師、職能治療師、語言治療師、心智科醫師、精神科醫師等。必要時，視孩子改變的需求，進行「拆地雷」（此時若選擇「踩地雷」，是為了後續的「拆地雷」）。

拆地雷之前，對於亞斯兒可能發生的情緒行為反應，要先有心理準備。拆地雷時，我們要有能力接住孩子產生的情緒行為反應，並加以處理。

期待《不動怒，與亞斯伯格症孩子親近溝通》這本書，還有我的另一本作品《不讓你孤單——破解亞斯伯格症孩子的固著性與社交困難》，在亞斯兒的成長過程中，和您左右相伴，與孩子一起走向美好的成長。

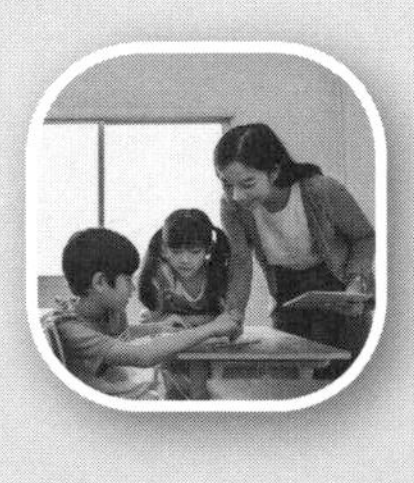

第一章

提升亞斯兒的應變能力，鬆動固著性

面對改變，無法變通、情緒卡關的亞斯

之一

「我的座位明明就在第四排第三個，幹麼現在要採取梅花座？什麼梅花不梅花，根本就是亂亂坐。婭婭幹麼坐我的位置？她明明就坐在第五排第四個位置，現在幹麼坐到我的位置，第四排第三個？

「幹麼要換位置？我的幸運座位明明就在第四排第三個，換了位置，根本把我的運氣也換走了。我幹麼坐在婭婭的位置上？婭婭的成績很不好，坐在她的位置，那我不是被她帶衰嗎？而且防疫期間，幹麼位置要亂亂換，這樣不是會有傳染的風

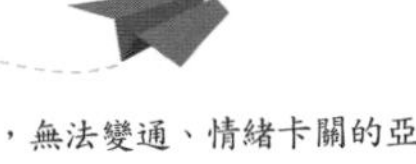

險嗎？」

考試時，位置調整成梅花座，立達站在門口，焦慮得語無倫次。

老師提醒立達：「你站在那邊幹麼？還不進來考試。再不進來，被扣考，那就是你自己的事情了。」

「婭婭坐在我的位置上，我怎麼考試？你趕快叫她離開我的座位，不然我怎麼考試？」

「現在就是按照考試座位表坐，別囉嗦。」老師不管立達了，「同學們，現在把課本收起來，考卷往後傳。」

「欸，我還沒進去，怎麼可以考試？」

眼見考試座位與自己原來上課的位置不同，立達焦慮得像熱鍋上的螞蟻，在教室門口卡住了。

之二

「我跟你說，這陣子A牌牛奶很難買，我逛了好幾家全聯，都被一掃而空。你要有心理準備，以後可能得改喝其他品牌的牛奶。」媽媽剛回到家，邊放下兩手的購物袋，邊對小飛說。

「我不要，我只要A牌牛奶。不然我就不喝。」

「你不喝，我也沒辦法。買不到就是買不到，我盡力了。不然你自己去找。」

「我不管，我就是要喝A牌牛奶。」

「你是跳針嗎？跟你解釋過了，你還要拗脾氣，我也沒辦法。不然以後你自己養一頭牛算了。」媽媽說著，雙手一攤，但這句話對小飛來說一點都不好笑。

可能喝不到A牌牛奶，讓小飛陷入焦慮不安的狀態，口中念念有詞：「我就是要A牌牛奶，我就是要A牌牛奶，我就是要A牌牛奶……」

「你真是死腦筋，ABCDE有差那麼多嗎？更何況我只是說『可能』好嗎？『可能』就表示有機會喝到或喝不到。」

「喝不到，喝不到……」小飛開始像跳針般在「喝不到」這一點打轉。

「喔，我的天啊！你能不能饒了我？不就只是A牌牛奶而已。人生沒有A牌牛奶，不會世界末日的。」

在小飛身上，A牌牛奶只是其中一個例子，還有第二個、第三個、第四個、第N個……讓他無法變通而總是打結的事情輪流發生。

「真的好累、好累。亞斯兒為什麼這麼難帶？」媽媽唉聲嘆氣。

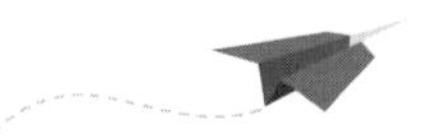

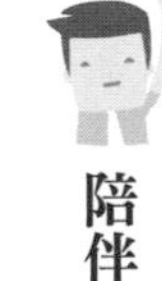

陪伴亞斯好溝通

與亞斯兒溝通的大前提：孩子接受你嗎？

亞斯在接收訊息上，有自己的一套想法。但是**當他願意接受你，你說的話，就會成為他思考的內容。**

生活中，如果能夠維持一定的規律狀態，有助於亞斯伯格症孩子安心，對於情緒有很好的穩定效果。這時，若我們很清楚地讓孩子知道，許多事情的改變是自然的，孩子便有機會接受這個概念：改變是非常自然的事情，不變反而是一種特例。這麼做，並不會因為生活中出現不確定性，而造成亞斯兒的焦慮不安。只是讓孩子能在「心態」上接受一旦發生改變，自己可以如何欣然面對。

維持該有的界限：清楚地在紙上寫出規定

對於總是執著於自己想法的孩子，可以先和孩子一起將規定清楚地寫在紙上。比如事先給孩子看段考的梅花座位置表。當孩子陷入固著的反應時，拿出那張

「白紙黑字」的紀錄（例如梅花座位置表），並且指著紙上的規定，明確地告訴他：「你的名字在這裡。」「你的位置在這裡。」同時，讓孩子自己指出他「考試時」的座位，是在第五排第四個。

若孩子反覆地強調自己是坐在第四排第三個，可以拿著那張「白紙黑字」的紀錄，再重複地問他：「你的名字在哪裡？」「你的位置在哪裡？」

亞斯伯格症孩子很固執，但仍然得遵守規定。我們必須和這些孩子維持該有的界限，引導他們在社會規範中成長，不能夠為所欲為。

循序漸進地改變：慢慢微調

我常提醒一點：**要求亞斯伯格症孩子有所改變時，要非常謹慎地留意孩子的「情緒反應」**。因為對於亞斯兒來說，「改變」充滿了挑戰及壓力，隨之而來的「不確定性」，很容易使他們緊張、焦慮，同時做出對自己不利的誇大解釋。

然而在日常生活裡，改變無所不在，隨時隨地都可能發生，因而亞斯兒很容易陷入焦慮不安的情緒。

每個人當然可以有自己的喜好，比如孩子吃早餐時，都喝A牌牛奶加B牌玉米

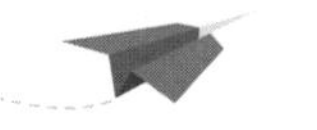

碎片。對於飲食的偏好與選擇，除非明顯偏食、挑食，而對健康有負面影響，否則不一定要強迫孩子改變。

但是在現實生活中，A牌牛奶確實很難買到時，就不得不隨之因應、調整。孩子得學習接受這種變化。

從日常做起：協助孩子內建可能性

◎喝牛奶的例子

面對改變，採取循序漸進的方式，一步一步地慢慢「微調」。

讓孩子實際做出改變之前，先和他分享，事情可能會出現什麼樣的變化。例如對孩子說：「媽媽知道你喜歡喝A牌牛奶。但假如有一天，A牌牛奶缺貨了買不到，眼前有B、C、D三種品牌的牛奶，你會選擇哪一個？」

- 或許孩子會回答：「我就是要A牌。沒有A牌，我就不喝。」
- 或者孩子說，那他就不喝牛奶。可以繼續詢問他：「那你要選擇無糖豆漿、紅茶或玉米濃湯？」這也是一種變化，也是一種選擇。

但是切記：別跟孩子強調「那你就不要喝牛奶」。亞斯兒對於「不」這種否定

字眼是很敏感的。

◎日常的備案練習

平時就可以試著讓孩子瞭解事物有不同的可能性。比如先接受孩子喜歡喝Ａ牌牛奶這點，再慢慢讓他瞭解Ｂ、Ｃ、Ｄ三種品牌牛奶的特色，逐漸接受不同品牌的差異。當孩子的適應程度增加，遇到Ａ牌牛奶缺貨，他也就多少能退而求其次地接受其他選擇或變化。

引導孩子去發現，各種排列組合的變化可能有什麼樣的樂趣與新鮮感，並且反覆地練習，有助於漸進式地破解亞斯兒的固著性。

日常生活中就可以做「備案練習」，比如為一件活動列出備案一、二、三，幫助孩子瞭解，每一件事情都有可能在一定的範圍內發生改變。

讓孩子逐步瞭解，雖然大多數時候，我們習慣選擇自己熟悉、擅長或安心的方法，但每樣事物並非只有一種選擇，一切皆有可能。

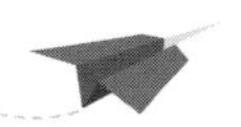

遇到不常見面或不認識的人，就卡住的亞斯

之一

「你不認得我了是不是？怎麼一臉陌生的樣子？趕快進來上課。」陳老師走到教室外，對站在門口的明昊說。

正要開始上課時，陳老師發現明昊低著頭，站在教室門外。叫他進教室，但他一句話都沒回應，也沒有要進教室的樣子。

她原本考慮要不要把明昊拉進教室，但一想到「亞斯伯格症孩子不喜歡別人碰觸」，伸出去的手收了回來。

可是總不能繼續耗下去。她想了想，對明昊說：「不然這樣好了，你想進來的時候再進來，我尊重你。」話說完，她便轉身走回教室。明昊依然站在教室門口，一動也不動。

眼看著時間就這樣過去，陳老師心想：「總不能這樣一直耗著吧。再等下去就要下課了。」

她無奈地走到門口，卻發現明昊不見了，心裡一陣疑惑：「奇怪，那孩子剛才不是一直站在這裡嗎？」

她探頭看向走廊的盡頭，明昊不見蹤影。

之二

「她是誰？老師，那個人是誰？」奕淳面無表情地問資源班老師，同時手指向教室角落的新同學。

老師解釋：「她是這個禮拜新加入的同學小露。」

「我不認識她。為什麼她要來參加這個團體？」滿腦子疑惑的奕淳站在原地不動，盯著角落的小露看。

老師說：「要上課了，你先進來吧。」

「她是誰？我不要進去。我不認識她。我不想和她一起上課。」

老師勸說：「不認識，待會兒在團體裡一起上課，不就認識了嗎？先進來，我們要上課了。」

「我不要！」奕淳非常執著地站在門口，左右張望著。

他內心其實很矛盾。他知道現在應該要進教室上課，但因為小露對他來講很陌生，他不想進去，可是又不想缺課。

進去？不進去？奕淳陷入兩難，被困在門口，動彈不得。

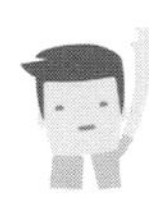

陪伴亞斯好溝通

亞斯兒「重新開機」，需要時間

亞斯伯格症孩子在「適應情境」方面，需要多些時間、較高的接觸頻率與較多的接觸次數。當然，「頻道」要對，如果是同溫層更好，較能順利地使他接受。

有些亞斯兒在學校接受輔導諮商、資源班的補救教學，或是有心理師到校服務。上課時間不如原班密集，而是隔一段時間才上課，例如一個禮拜、兩個禮拜；有時與心理師甚至一個月才見一次面。每當再次見面，我們會發現孩子與自己之間明顯有距離。有時，即使彼此的關係已延續好幾個學期，甚至好多年，但每一回見面，孩子還是得重新適應，雙方必須重新醞釀關係。

常見的情況之一是諮商時間到了，或上課時間到了，孩子來了，但就是在教室外面逗留，遲遲無法踏進諮商室或教室。

他不是不願意，而是需要重新調適，逐步消除陌生感，緩和焦慮的情緒，重新與老師建立關係。

或許有些老師會認為孩子未免太小題大做：「我們有這麼陌生嗎？我們之間的關係有那麼差嗎？」

但這是我們單方面的想法。別忘了，每個人在適應與他人的關係時，所需要的時間不同。而亞斯兒需要的時間比其他孩子更長。

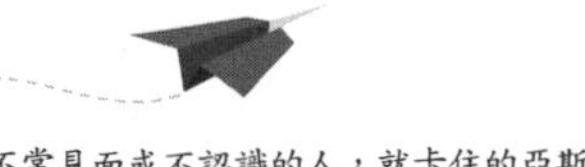

別急著指責，先想想背後的可能原因

你可能很納悶：孩子明明來了，為什麼還不進教室？況且他也知道老師在教室等著他上課。

請先別急著馬上批判或指責：「為什麼還不進來？就快上課了，你再不進來，待會兒遲到就不要再進來。」

採取這樣的威脅、勒索方式，只會讓孩子更不容易進入教室，甚至於把他嚇跑，並且使彼此的關係更遙遠，需要花費更多時間調整關係。

我們先想想：**孩子不進教室，到底是要告訴我們什麼訊息？**

向前引導，幫助孩子進入狀況

對於需要較長調適時間的亞斯兒，與其讓他繼續在走廊逗留，建議可以主動上前引導他進入教室。這些孩子在外面逗留得愈久，會愈焦慮。

● **方法一：**不採取命令的方式。而是趨前，伸出手，引導孩子進教室，對他說：「〇〇，我們一起進來教室。」請提醒自己，**不要觸碰孩子**。

●**方法二：**也可以讓孩子在二選一的情況下進入教室。比如對他說：「○○，待會兒我們可以先討論繪本，再看影片；或是先看影片，再來討論繪本。」

平日適度聯繫，有助於慢熟的亞斯兒適應

亞斯伯格症孩子在適應上，比其他孩子需要更長的時間、更密集的接觸頻率。亞斯兒往往讓我們印象深刻，但並不等於彼此瞭解夠深，不能期待他太快願意與我們拉近關係。我們不太瞭解他，他更是無法充分瞭解我們。

對於亞斯兒來說，若相處的頻率、密度不緊湊，往往一次見面結束後，下次再見面時，得花時間重新開始。

每個孩子需要的調適時間不同，有些孩子需要累積一段時間。我們可以想想如何在兩次上課之間，保持適度地聯繫，維持關係恆溫。

比如在走廊上相遇時，打個招呼，寒暄幾句。或是請他協助老師將東西送到輔導室（雖然亞斯兒不見得會輕易答應，但可以試試看），以增加與輔導老師的見面頻率。這些方法都有助於彼此保持一定程度的聯繫。

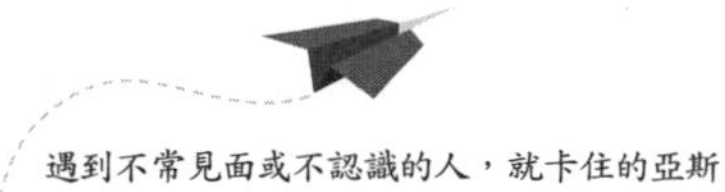

先對「物」熟悉，再對「人」適應

對於新的情境，孩子需要花一段時間適應，我們可以加入一些他熟悉的事物，縮短適應時間。

這些事物的作用，主要是讓孩子感到安心、降低焦慮，有助於提升對於壓力的調適能力。因此，我們要**先掌握亞斯伯格症孩子對於哪些事物較熟悉**。

例如在學校，當孩子遇上（對他來說）久未謀面的對象，若我們清楚現場有他熟悉的東西或媒介，一開始就可以展示出來，使孩子將注意力轉移到這些事物上，縮短心理調適時間。

人太多就卡住，無法處理過多訊息的亞斯

「宜良，上課了，你怎麼還不進教室？動作快！」老師對宜良說。

宜良充耳不聞，繼續在教室門口踱步，口中喃喃說著：「這麼多人，這麼多人……人怎麼那麼多？幹麼上課這麼多人？……」

「你還不進來，嘴巴在碎念什麼？快點啊。再不進來，被我直接記曠課，你也不用進教室了。」

老師的警告，宜良都聽見了。他繼續喃喃自語：「我人已經到了，怎麼叫我不要進教室？不進教室，被記曠課，被我爸媽知道了，這筆帳要算誰的？我都已經來了，你幹麼叫我不要進教室？為什麼要記曠課？我不要曠課。我沒有曠課……」

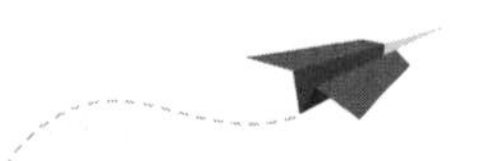

教室傳出同學們七嘴八舌、交頭接耳的聲音，對宜良來說非常刺耳，使他心情浮躁。

「真是吵死人，害我的耳朵痛死了。」他小聲說著，雙手摀住耳朵，依然在門口徘徊。

「你還在那邊囉哩囉嗦的！再不進來就馬上給我離開。」老師下了最後通牒。

宜良想要離開，但又不敢離開。都已經到教室門口了。可是這裡那麼嘈雜，人那麼多，讓他滿腦子都是吵鬧聲，心慌意亂。

教室裡人多，讓亞斯兒無法順利進教室，到底該怎麼辦？

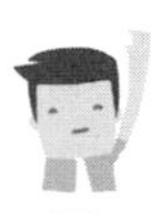

陪伴亞斯好溝通

海量的訊息，讓亞斯兒「消化不良」

關於「社會情緒線索」（自己與他人的思考、眼神、表情、肢體動作、說話音量、內容、語調、情感與互動等），亞斯伯格症孩子加以篩選、解釋、分析與理解等的處理能力不盡理想。

當社會情緒線索突然間大量地進入亞斯兒的腦海，就像有大量的刺激資料進入系統，很容易導致當事人「當機」，愣在現場，一時不知該如何反應。

特別是此時周圍的人有不友善的表現，例如質疑的眼神、不以為然的口吻、咄咄逼人的詢問，更是容易使當事人卡住，做不了反應。

由於人多而產生的聲音干擾，對於聽覺相對敏感的亞斯兒來說，就像是折磨人的噪音，也是令人非常不舒服的狀態。

試著**同理地想想：如果我是他，我受得了嗎？**

減少「視覺」刺激

教室裡人多時，我們必須考量：種種的感官刺激（如視覺、聽覺、嗅覺刺激），是否讓孩子過度負荷？

若視覺刺激令孩子難以承受，可以調整座位，安排孩子坐到前方，減少注視其他同學的機會。

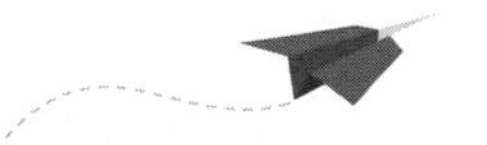

或是讓孩子在上課前便提早進入教室，可以避免他走進教室時，看到很多人而卡在現場，不知道該如何是好。

讓孩子眼前所見盡量維持單純，例如只將目光聚焦於講台上的老師，如同坐在海景第一排欣賞海上的郵輪。

減少「聽覺」刺激

在減少聽覺刺激方面，若無法降低現場音量，可以和孩子溝通，討論是否需要戴耳塞或耳機，以減輕他在聽覺感受上的不舒服。

若是一群人與亞斯兒在一起，不要急著搶話講。別忘了，亞斯兒解讀社會情緒線索的能力較弱，如果人們有一搭沒一搭地輪流開口，亞斯兒需要時間消化，可能會一時轉換不過來。

我們說話的速度可以放慢些，不疾不徐，並且在說完後，觀察一下亞斯兒的反應，再決定下一句話要怎麼講。

周圍太過於嘈雜、聲音刺激太多，很容易使亞斯兒情緒激動，焦慮的不得了，而喃喃自語、走來走去、跺腳、咬手指頭或袖口、衣領，或是大聲尖叫、咆哮、叫囂、口出惡言。

但是，其他人很難理解亞斯兒的這種焦慮感。同學們多半會不以為然，認為是他反應過度，誤解與排擠便很容易由此產生。

調適敏感，能夠選擇就選擇

◎尊重每個人有不同的感受

我們真的要尊重每個人對於人多或人少的反應，這些主觀的感受都很真實，也需要彼此的同理與瞭解。

有人喜歡人多，人愈多，他愈興奮。就像過動兒一樣人來瘋，人愈多，他愈瘋，但是最後只有你會瘋，他不會瘋。

有些孩子卻怕人多，人一多，就讓他們感到不自在，變得焦慮。自閉症與亞斯伯格症的孩子，在這一點的反應特別明顯。

◎與孩子一同釐清不舒服的原因

陪孩子好好地釐清原因：為什麼人多會引發不舒服的感受？

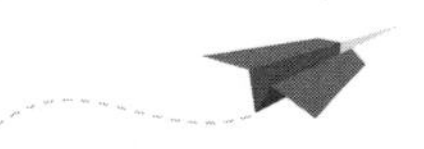

比如因為：

- 人潮擁擠而產生壓迫感，很不自在？
- 人一多，每個人身體散發出來的味道相混合，不好聞？比如化妝品、香水、古龍水，還有汗臭味、體味等，氣味紛雜。
- 眾多嘈雜聲，使他處於極度不舒服的狀態？
- 人多，讓他無法瞭解及判讀眼前的社會情緒線索？例如眼前的臉部表情、肢體動作到底要表達什麼意思。

由此出發，進一步地釐清人多對孩子帶來什麼困擾，試著找出問題的關鍵核心。

◎能夠選擇，就選擇

由於每個孩子感官接收的敏銳度不一樣，瞭解了敏感源，可以事先思考如何迴避。例如搭車時選擇人少的離峰時間，避免在尖峰時段人擠人。

但孩子因為人多而產生焦慮的狀況，終究需要練習適度地調整，畢竟日常生活很少有無人的時候。當然，不需要一直暴露在人潮中，不過有時候是無從選擇也無法改變的，這時不得不自我調適，比如學習在尖峰時段搭車時如何自處。

協助孩子找到一種安身立命的方法，讓自己在人多的當下，能維持適度的抗壓性，而不至於過度焦慮。

簡單來講，就是**「能夠選擇，就選擇」**。

以我來說，搭捷運時，我習慣待在兩端的車廂，因為兩端的人比較少。我盡量避開會停在電扶梯口的車廂，因為通常人潮較密集，比較容易和別人擠在一起。

搭高鐵時，能夠坐對號座，我就坐對號座。因為自由座的車廂很容易擠滿人，重點是比較嘈雜，就我而言，可能會感到受干擾、不舒服。

創造平靜的片刻

平常多讓孩子有冷靜的時間、單純的環境，以減少不必要刺激，使孩子的情緒盡可能地維持冷靜、平穩。

生活中多些平靜的片刻，累積起來，可以達到使情緒平穩、安定的加乘效果。

當然，日常難免遇到許多變動。為了協助孩子學習自我調適，不妨逐漸加入一些刺激的變化、干擾的因素，比如在他身旁多些說話的聲音，或是帶他到人多的地方，並且漸漸增加強度。

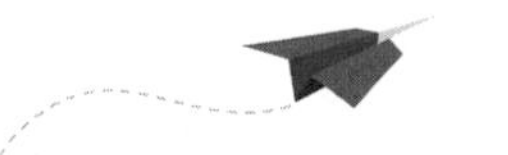

但是在過程中，要隨時觀察孩子的情緒反應。當他的情緒開始顯得浮躁、焦慮，可以適時暫停，為孩子轉換回較平穩的空間。

強化情緒的自我覺察

◎設定「情緒反應強度」的尺度

一起與孩子針對他的「情緒反應強度」，設定一個尺度。尺度因人而異，可以從一至五，或一至十。

逐一觀察孩子是否能夠隨時回歸至一。例如從二降到一；或從三降到二，再降到一。

◎練習「上下正負五」的覺察

也可試著以「零」為基準，上下正負五，觀察孩子情緒波動的變化。愈往上，屬於開心、興奮的正向情緒；愈往下，屬於低落、焦慮、生氣的負向情緒。

引導孩子覺察自己的情緒波動是往上，還是往下。

多些覺察，將能多些瞭解，產生多點改變。

同理亞斯兒感官的敏感

◎自我刺激被喚起

有人很喜歡綠油精、白花油、萬金油、撒隆巴斯的氣味，但是我在演講現場，最無法忍受的就是這一味。這沒有絕對的對錯，只是每個人對於嗅覺的喜好、厭惡與能夠接受的程度不同。

使用者當然有自己的需求，如果我在演講時聞到，會選擇遠離那位聽眾，保持適當的嗅覺距離，這是我的調適方式。戴口罩，多少也阻隔了我對於這種味道的敏感。

同樣地，**有些孩子的感官反應特別敏感，尤以自閉症及亞斯伯格症孩子最常見。**口語表達較流利的亞斯兒，面對不是那麼能夠接受的感官刺激，通常在第一時間會直接說出來：「這什麼味道？好臭！」

然而，口語表達相對弱的自閉症孩子則無法充分地回應，自我刺激這時被喚起，不停地旋轉、打頭、尖叫、跳來跳去等，成了他們的表達方式之一，同時等於不斷明示或暗示地告訴我們，這種味道讓他不舒服。但**他沒有辦法透過口語說出來，因而周圍的人不瞭解他真正的用意，甚至只會注意到他不適當的自我刺激行為。**

◎如何對待身旁和自己不一樣的同學

我們真的需要讓一般的孩子瞭解，如何對待身旁和自己不一樣的同學。

例如每個人對於聲光等刺激的反應不同，建議老師可以在教室裡，與同學們一起討論、分享，聊聊自己對於聲光等刺激的敏感程度。

讓同學們清楚地列舉出自己無法接受的刺激源，同時列舉當這些刺激出現時，自己所感受到極度不舒服的強度。這樣的分享有助於同學們知道，每一個人都有自己的敏感源。

就像有人對蝦子過敏，有人對芋頭或香菇過敏，不同的人會對不同食物出現過敏反應，嚴重時甚至會休克。我吃蘆筍會過敏，在外用餐時，會事先清楚地詢問或告知店家，例如吃壽司時，請師傅不要加蘆筍；吃義大利麵時，先將蘆筍挑出。

要讓孩子同理地感受對方，並不容易。在感受對方之前，要先能夠感受自己在不同情況的狀態，才比較容易站在對方的立場想。

就像有些課程會讓孩子實際參與體驗活動，但是別忘了，「體驗活動」是一項短暫性課程；**對於當事人來說，那些感受卻是一段很長的生命經驗。我們可以把一**

些敏感事物在短時間內移除，然而，泛自閉孩子要移除這些，並不容易。

這時就要思考：為什麼有些人能夠接納對方，我卻沒有辦法？比如想想，我和對方有哪些特質相同與不同，並考量彼此的想法、行為模式，以及待人處事的方式。

我們真的需要讓一般的孩子瞭解，自己是如何對待身旁和自己不一樣的同學。

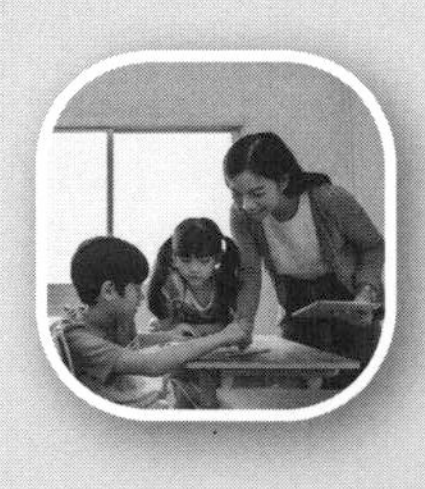

第二章

引導亞斯兒勇於面對，揮別逃避行為

不進教室、拒絕上課，在外遊蕩的亞斯

「小光這小子又跑去哪裡了？班長，到輔導室看看他是不是又在那邊聊天，還是在其他地方鬼混！」

「老師，為什麼又是我去找？真的很煩欸。每次都浪費我的時間。」班長不耐煩又無奈地說。

「動作快，快去快回。」導師催促。

「哪有那麼好找啊，廣播叫他回教室不就好了。更何況就算找到了，小光也不會跟著我回來。」

「至少能知道他人在哪裡啊！」

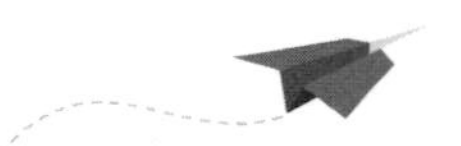

班長抗議：「老師，這又不是我的責任，怎麼丟在我頭上？會害我沒上到課。」

阿豪舉手說：「老師，不然我和班長一起去找。」

志安附和：「我也要，我也要。」

班上的同學們陣陣鼓譟著。

小光經常不在教室的情況，讓導師感到很矛盾。這孩子即使身在教室，也總是做自己的事，沒認真聽課。老師管也不是，不管也不是，他都愛理不理。

若是不管他，同學們會有意見，認為老師不公平，有兩套標準；不然就是有樣學樣，上課時也離開教室。

其實要不是有安全顧慮，導師巴不得小光最好成天待在輔導室或校園的其他地方，不在教室，做老師的反而輕鬆。但情況沒那麼簡單，小光常在校園裡遊蕩，幾回被校長瞧見了，對導師頗有微詞：「為什麼這孩子總是在教室外遊蕩，你都不管？」

老師不知該如何交代，心裡嘀咕著：「你問我，我問誰？」

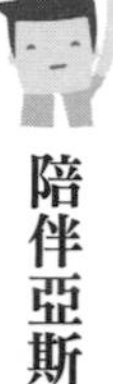

陪伴亞斯好溝通

注意孩子不在教室上課時，會待在哪裡

對於在外遊蕩的孩子，我們要注意他不在教室上課時，會待在哪裡。

有些孩子選擇到輔導室或資源班教室，去找他認為比較信任的老師聊天；或是到他感到自在的地方，例如圖書館、生態池或操場的某些角落；也有在走廊閒晃的。

有些亞斯兒不在乎自己沒進教室上課，可能有什麼後果及代價（例如被扣考或被記曠課）。

釐清孩子為何不待在教室

亞斯兒不進教室上課，原因之一是在「**教室內**」，例如與老師的關係沒有建立好，對老師感到陌生，與老師或同學之間有衝突，對這堂課不感興趣、無法理解或聽不懂等，而產生壓力源，使孩子選擇逃避，離開教室。

另外一個原因是「**教室外**」的吸引力，例如生態池、操場上有些吸引孩子的事物，或是圖書館有些書籍吸引孩子流連等，使孩子在教室待不住。

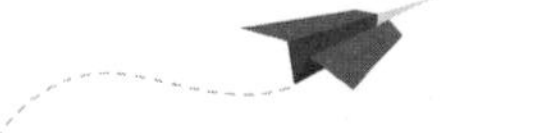

不管是什麼原因，都讓老師感到非常煩惱。畢竟有校園安全的考量，自己怎麼能任由學生在校園裡遊蕩。如果出了事，誰負責？這的確是必須考慮的現實問題。

遊蕩的孩子，是否需要陪讀老師

有些學校會安排陪讀老師（例如教師助理員或志工），在孩子離開教室時，由陪讀老師陪伴孩子。不過，這樣的資源可遇不可求，也絕非適當的方式，畢竟孩子還是沒有待在教室，問題依然存在。

若總是安排陪讀老師陪著在校園裡遊蕩，很容易讓孩子認為如此遊蕩是被允許的。別忘了，對亞斯來說，一件事情重複久了，自然就成為習慣。亞斯兒在教室外遊蕩久了，自然也會形成一種固定的行為模式，一旦如此，就很難改回來。

從孩子對不同課程的反應，研判遊蕩原因

先試著列出孩子不進教室通常是在上哪些課時，藉以研判不進教室是因為對課程內容不熟悉，或是與老師之間的關係沒有建立好。

另一方面，也可觀察上哪些課時，孩子總是在教室熱絡地參與，從中判斷孩子

目前可能熱衷於哪些課程內容。

此外，還可以思考讓孩子留在教室裡的「吸引力」是什麼。身為老師，在教學或班級經營的氣氛方面，我們能否製造出如此的吸引力？

讀到這裡，可能有人抱怨：「為什麼亞斯兒這麼麻煩？別的孩子都不需要考慮這麼多，亞斯兒怎麼那麼囉嗦？」

特殊教育是需要大人們多花費心思的，沒辦法靠一套劇本走天涯，對每個孩子一視同仁。**我們真的必須考慮每一個孩子不同的身心特質，進行不同的調整。**

捫心自問：你是否真想要讓亞斯兒留在教室？不用說出來，自己知道就可以。

老師的質疑：為什麼是「我」要改變？

亞斯兒與老師之間的關係發生問題，往往來自於老師的上課方式、要孩子開口講話的口吻、對孩子的要求及做法等，這些造成了師生衝突。若要孩子回歸教室，除非讓他看到老師行為模式的改變。

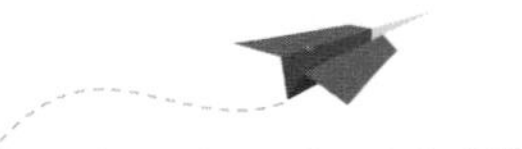

這也是親師溝通方面，彼此亟需突破的點。

站在老師的立場，可能會這麼想：

「不上課的明明是這孩子，為什麼歸咎於我？」

「要改變的是這孩子，為什麼反過來要求我改變？」

「班上的其他學生，我也都這樣要求。為什麼只有對他不行？」

「明明是這孩子的問題。要改變的是他！」

老師的盲點：我真的瞭解這孩子嗎？

陷入這樣的師生爭執，多少反映了老師對於亞斯伯格症身心特質的瞭解，仍然有些迷思與誤解。**「對亞斯學生以一般生的方式要求」，是師生之間很容易起衝突的原因。**

例如，若以「不離開教室」為前提，孩子能否在教室裡做他想做的事情呢？譬如喜歡閱讀自然科學讀物的孩子，是否可以在數學課看自然科學讀物？

這是親、師、生三方必須進行的溝通。

或許老師認為既然要看課外讀物，為什麼還要在教室上課；既然待在教室裡，就必須比照上課的規矩。

這些討論沒有絕對的答案，端賴親、師、生三方共同協調，找出最佳的折衷解決方式。

「被強迫」，讓亞斯兒超級反彈

再次強調，對亞斯兒千萬不要用強迫的方式。

愈是強迫他，愈會引爆激烈衝突，而造成的反效果令人難以想像，威力可能如核爆。

所以，別讓師生雙方成為王不見王的死對頭。

一旦亞斯兒不接受某一位老師，對於這位老師所教的課會完全放棄，導致他不上這堂課，或者早上乾脆不到學校，甚至整天都不進學校。

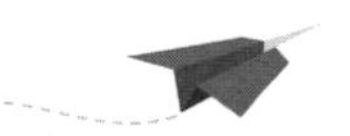

遇到困難就逃避、感到挫折就放棄的亞斯

「還發什麼呆？都幾點了，你的作業寫了沒？」媽媽邊說，邊翻開瑋凡的國語作業簿，緊接著眉頭深鎖，板著臉叨念起來：「怎麼還是空白的？你究竟在搞什麼鬼！從開學到現在，老師不知念了你沒寫作業多少次，你怎麼就是講不聽、叫不動？」

「我就是不想寫。」話一說完，瑋凡就離開椅子，躺到床上，隨手拉過棉被把自己整個人蓋起來。「手太瘦了，我不想寫。字太多了，我不想寫。國字太難了，我不想寫。」

「你不想寫，難不成我幫你寫？現在馬上給我從床上起來，聽到沒？」明知說了也是白說，對瑋凡起不了任何作用，但媽媽實在是束手無策。

學校的作業，老師提醒、催促，孩子不寫。安親班的評量、測驗卷，老師要求，孩子還是不寫。回到家裡，不管如何威脅利誘，筆在他手上，但不寫就是不寫。

更何況威脅、催促或強硬要求只會引起反效果，這孩子的脾氣也不是好惹的。

亞斯兒不寫作業，老師和家長到底該如何是好？

陪伴亞斯好溝通

先別指責：避免踩到「關係地雷」

亞斯伯格症孩子覺得某一樣功課困難時，很容易放棄、逃避，不願意寫作業。這時候，爸媽愈是提醒、叮嚀、催促、糾正、威脅或指責，可想見只會導致親子之間的距離愈來愈遙遠。那我們到底該怎麼做？

◎有人會問：「難道就放任孩子逃避嗎？」

當然，不能任由孩子一遇壓力就逃避。但是，請先拉好你的理智線，避免責

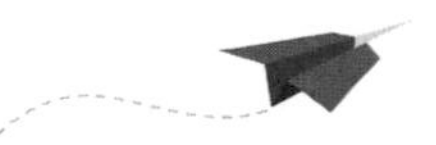

罵。先別讓孩子直覺以為他做了不該做的事情，而引起他的反彈。

◎也有人問：「孩子不寫作業就要認錯。如果他不覺得自己有錯，怎麼知道要改變？」

在此要強調一點：孩子當然需要改變，但是重點在我們要從與孩子溝通、互動著手，必須考慮他的「亞斯」特質。

亞斯伯格症孩子對於被別人說自己錯了，相當、相當地敏感。一旦他的情緒爆發，許多關係將因而中斷。

◎避免說出這些話

亞斯孩子在家裡不寫作業時，家長請盡量避免說出這些話：

×「怎麼還不寫作業？」

×「你什麼時候才要寫功課？」

×「現在幾點鐘了？再不寫，你就不要玩手機！」

×「你在發什麼呆？趕快寫，別在那邊拖拖拉拉。」

這些話毫無作用，只會帶來反效果。**我們要思考的是如何「換個方式表達」。**

找出原因：為何「不寫字」

我們要先瞭解孩子不寫字的「原因」。是因為握筆姿勢錯誤？肌肉張力比較低？或是理解題目，卻不會回答？還是對學的內容不感興趣？或者當下正在做自己想做的事，如滑手機、看平板、堆積木、畫畫、組裝玩具等。

先試著找出可能的原因，這與我們對孩子的瞭解有關，也是和孩子溝通非常重要的一個關鍵。不要只看到事情表象就下定論，例如直覺認為孩子不寫作業就是犯了錯。

原因不同，我們介入的方式也就不同。**溝通不只是對話，而是要從語言、非語言的層面，透過我們的觀察、體會與感受，試著站在孩子的立場，進一步去瞭解他的狀況。**

仔細觀察孩子，到底是因為興趣的關係，還是書寫能力比較弱。仔細注意孩子，若是寫他感興趣的內容時，他願意抄寫，或者喜歡的電玩角色、裝備等，他寫得清清楚楚，還加上逐一解說，至少可以確定孩子的握筆能力和書寫能力不成問題。

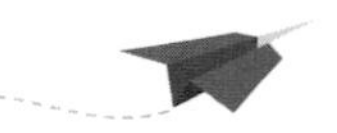

見招拆招：從「二選一」開始

要亞斯兒願意動起來，讓他「二選一」是優先考量的方法。運用二選一的方式，有兩個好處：

● **不但減少對孩子下命令，也使孩子感受到被尊重。**

● **面對有限的選項，孩子比較容易做決定（例如問他：「要先寫第一行？還是先寫第二行？」）。**

當然，也可能踢到鐵板，孩子回答「都不要」。沒關係，我們繼續見招拆招。但是請特別注意：避免與孩子陷入「要不要」寫作業的角力。

聆聽孩子：聽孩子說對於寫作業的想法

亞斯伯格症的異質性很大，有些孩子可以很清楚地充分說明他為何不寫作業（雖然理由可能讓你不以為然）。但也有些孩子無法清楚地說出來，或是直接回答你「不知道」。

無論如何，先聽聽孩子怎麼說吧。

或許孩子告訴你：「我就是不想寫」、「我沒有興趣」、「我不要寫」……簡短一句話便結束。你陷入了兩難：我現在到底要不要叫他寫作業呢？

不妨進一步地觀察孩子是否願意寫別科的功課。例如不寫國語作業，那他寫數學作業嗎？寫不寫英文或社會、自然呢？

我們必須抽絲剝繭，找出孩子不寫單科或所有作業的關鍵原因。

換位思考：階段性的「外在獎勵」

換位思考一下：如果我是亞斯伯格症孩子，在什麼情況下，我才願意寫作業？有人可能會說「我又不是他，我怎麼會知道」，其實，這句話正是關鍵。我們確實不是亞斯兒，不過，只有站在他的立場，換個角色進入他的世界，我們才有機會瞭解亞斯兒不願寫作業所傳達的訊息是什麼，而不是單方面地認為他必須寫，他就得寫。

繼續二選一，換個方式和孩子溝通，例如：「先寫作業，再玩平板；或是先玩平板，再寫作業。」

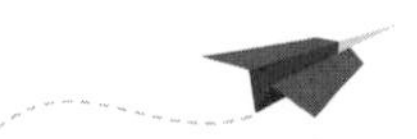

這並非交換條件，而是當孩子毫無動筆的動機時，多少需要一些外在誘因當作媒介，催化他願意動手做。

外在獎勵有其階段性目標，在使用上必須比較謹慎。經過一段適當的時間後，就應該逐漸抽離，讓孩子回歸到內在動機。

嘗試錯誤：亞斯孩子的「大地雷」

亞斯兒傾向於避免犯錯，遇到有難度的事情，往往會躲開。因此我們必須考慮對亞斯兒來說，這份作業內容是否能順利完成。

對於一般孩子而言，在學習過程中，發現問題、解決問題、遇到狀況時從中改善，這種「試錯」有時是一種樂趣。然而面對特殊需求孩子，給予不同難度的練習時，關於試錯的「頻率」必須有特別考量。

過動兒由於衝動及專注力問題，很容易犯錯。過動兒並非不願意試錯，但是一而再、再而三地犯錯，很容易有挫折感，畢竟他也想和其他人一樣，達到應有的表現或解決問題。

然而，對於亞斯伯格症孩子來說，是否讓他一直經歷犯錯，我持保留態度。

◎是否讓亞斯兒嘗試犯錯？

亞斯兒的腦中小劇場很活躍，很容易將注意力聚焦在對自己不利的細微處，因此，發現眼前的事情自己做不來時，往往會放棄，並且拒絕再次接觸。若處於犯錯的循環，更將誘發亞斯兒負面且激動的情緒，引爆一場情緒風暴。

◎給亞斯兒任務的注意事項

交付給亞斯兒一項任務前，很重要的是，**我們必須先瞭解及掌握他的能力，要很清楚他完成這項任務的能耐。**

另一方面也要提升、改善與強化亞斯兒的能力。可以採取漸進方式，例如在內容難度上，逐步增加百分之五、百分之十，同時引導他找出適當的解決方法。雖然亞斯兒由於理解力不佳與高度固著性，可能在初期（或者很長一段時間）感到挫折，但**請給彼此一段時間「磨合」**。

一開始，先給孩子有把握完成的部分，有助於他順利進入狀況，保持較好的心情；在課程或活動結束前，依然給孩子較容易完成的內容，讓他到最後留下一個好的經驗值，下回再進行時，意願會比較高。

◎別讓亞斯兒對你留下不好的印象

提醒自己：別讓亞斯兒對你留下不好的印象。因為這種不好的印象，很容易隨著他的「固著」，像迴圈不停旋轉，讓你變得愈來愈「黑」。

特別是若亞斯兒一再做錯或暴露在不對、不會的情境中，很容易對你留下負面的刻板印象。加上「非黑即白」的絕對二分思考模式，日後當你再對他有任何要求，他會直接拒絕你，把你「封鎖」。

被問問題時，不說話、不知道或聳肩的亞斯

輔導老師很納悶芮芝是否聽得懂自己的提問。不然，為什麼她總是不回話？她不開口，自己怎麼判斷她懂不懂或懂多少。

「芮芝，學校安排你和我每個禮拜在輔導室見一次面。既然我們都花了時間，我想就好好利用這段時間，至少對你能有幫助。可是這幾次，不管老師怎麼問，你都不回答，我真的不知道接下來該怎麼做。還是我們一邊玩桌遊，一邊討論，你覺得如何？」

輔導老師懇切地說。但芮芝聽了，依然眼神呆滯地望著老師，聳聳肩。

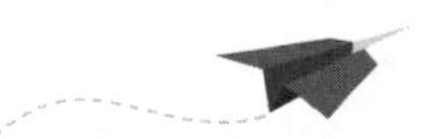

根據自己的側面瞭解，芮芝在班上會和導師談話，而且聊得很開心。這讓輔導老師深感挫折，自己具備輔導專業，為何卻不知該如何切入，與這個孩子對話？

「是我們彼此的頻道不對，所以建立不了關係？」輔導老師疑惑著：「從開始諮商到現在，連續進行快三個月了，為什麼依然沒有進展？問題的癥結到底是什麼？」

與芮芝之間的尷尬沉默，讓輔導老師聯想到上學期與一名選擇性緘默症孩子對話的經驗。長時間都未聽孩子開口，真的是虐心啊！

「為什麼進行輔導諮商的過程，和過去學生時代的教科書寫的完全不同？哪有那麼順利地可以一問一答。根本是自己九問，而孩子只是沉默地聳肩，一句回應都沒有。」

輔導老師開始懷疑教科書所寫的都是「倖存者偏誤」（過度關注在某些倖存者的經驗，而忽略或漠視更多非倖存者的情況，進而產生錯誤結論）的特例狀況。還是自己遇到的才是所謂特例呢？

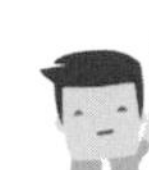

陪伴亞斯好溝通

聽聽亞斯伯格症孩子的內心話

●「你講話的速度太快，說的內容太多，話題也不是我感興趣的，讓我一時無法消化。你可以講得慢一點，說到關鍵字時，停頓一下。必要時，邊說邊示範。但最好還是從我能理解的內容、主題開始，我會比較快進入狀況。」

●「你也可以想想：為什麼你問了，我就必須回答你？別忘了，我們亞斯兒很不喜歡被問問題。你一直發問，讓我覺得有壓力；一有壓力，我就很容易焦慮，腦筋一片空白，很容易當機。」

建立關係，要找到「對」的人

若你和亞斯兒總是陷入這種尷尬的氛圍，很不幸地，這造成了你們之間不愉快的印象與不好的連結。

與亞斯兒對話，很重要的一點是要先找到「對」的人，找到一位孩子願意接納、認定與自己有關係的人。因為**最關鍵的是「先讓孩子願意接受我們說的話」**。

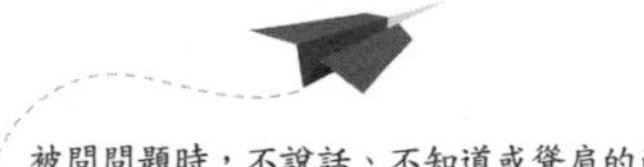

別期待我們認為他必須說，他就會講。若不是亞斯兒認為「對」的人，縱使是學務主任、輔導主任或資源班老師、導師，甚至是父母，都不見得能夠與他開啟對話。

亞斯兒無回應，請別急

向亞斯兒提問，沒有得到任何回應，我們很容易陷入焦急狀態，急著想開口繼續問下去。

但請暫停一下，別急。面對亞斯伯格症孩子，如果問他第一遍，沒有回應，此時請稍微等待，因為有些孩子需要比一般更久一些的思考時間。

◎你可能有疑問：「如果等了很久，他都沒有回應，我要不要再問一次？」

若是原封不動的同一個問題，你再問一次，相信仍然得不到回應，所以就別再說同一句話。

◎請你先舉例示範

有些亞斯兒無法在第一時間理解意思而做出回應，他需要「範例」。你可以先舉例示範，他比較能夠懂你要問什麼。

在亞斯兒心中，你們的關係尚未「達標」

亞斯伯格症孩子選擇不回應，有時關鍵在於他的自我評估下，或許你還沒達到他對於「關係」的要求標準。簡單來說，就是你還不符合他心中可接受的標準，截至目前為止，他還無法接受你。

至於達標的條件是什麼？每個亞斯的標準不一樣，也不是我們說了算，得由他們自己決定。

還沒與亞斯兒建立關係前，對他先不要用問的方式，而是「分享」，我們先示範和舉例。

再次強調，「舉例」很重要，有助於亞斯兒快速理解你說的內容。從他感興趣的話題切入，效果更明顯，對於建立關係來說更省時。

小心：「黑」了，就白不回來

這一點很麻煩。在亞斯伯格症二元對立，「非黑即白」的情況下，你愈是一直

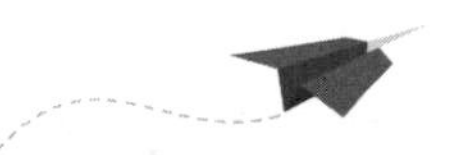

發問，在他心中就愈難翻身。

小心，一旦你在他心中變「黑」，將很難白回來。

試著幫他說出內心感受，引導他做出回應

面對總是以「聳肩」代表開口回答的亞斯兒，我們可以試著幫他說出心裡的感受。例如：「是不是聽不太懂我的問題？」「我的問題，你不感興趣？」「我的問題讓你感到陌生，不知道該如何回應？」

並且試著引導孩子做出回應，例如：「很抱歉，我聽不太懂你的問題。你能不能把問題說得簡單些？」

同時，請想一想：

- **為什麼聽我們問問題，孩子會聳肩？**
- **問這些問題前，我們有沒有確認孩子是否聽得懂，或是可以回應我們的問題？**
- **問這些問題，我們的動機是什麼？是要釐清情況？出於好奇？只是想建立關係？或是不知道如何與亞斯孩子開啟話題？**

一段關係的建立，不只是靠不斷問問題，溝通也是如此。我們可以先表明自己對於一些事情的看法、想法及感受，而避免只是一直問對方問題，讓他感到有壓力。

先進入孩子的世界吧！先看見他的門、他的窗，知道他感興趣的話題、內容及他理解的程度，這是我們與亞斯兒相處必須有的基本概念。

直接切入他感興趣的事物，從這些事情聊起，我們先分享，談談自己所思所想。在說的過程中，進一步觀察：孩子是否對我們講的內容感興趣，眼睛是否為之一亮，是否露出想繼續聽的表情，身體是否朝我們靠近。

不必局限，可以自創遊戲規則

與亞斯兒建立關係時，若選擇「桌遊」作為媒介，必須先瞭解孩子對於這個桌遊有多少理解。

你可能認為遊戲規則都寫得清清楚楚，孩子應該看得懂。的確，或許他每個字都看得懂，但是當進一步解釋時，可能完全不符合規則的意思，甚至以自己所認定的遊戲規則解釋。

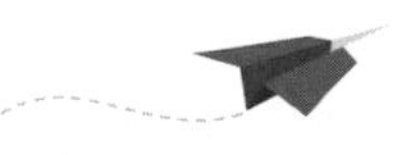

遇到孩子解釋遊戲規則與事實不相符時，我們是要和他爭辯，希望他遵守？或是也可以參考他的玩法？

關於這個問題，讓我們回歸到桌遊的「目的」。

若希望透過桌遊，增加與孩子的互動與溝通，幫助瞭解彼此，或者享受遊戲過程的樂趣，就不需要太局限於「非得如此」的既定遊戲規則。只要玩得開心，遊戲規則並非不能改變，釋放一些彈性，有助於和亞斯孩子好好相處。

但請留意，有些孩子對於勝負非常敏感，玩桌遊時，可能因為怕輸而陷入焦慮。

與亞斯兒對話，慎選「時間點」

和亞斯兒說話，「時間點」的選擇非常重要。

我們常常在孩子做錯事情時，質問他們，但是在這種時間點，哪個孩子想回答你的質問呢？畢竟誰也不喜歡當自己犯錯時，被詢問細節，一旦被追問，反而想要反駁、否認，或是把問題歸咎於他人。更何況亞斯兒不見得認為自己有錯，通常也不喜歡別人指出他犯了錯。

我聽見你的疑問：「那麼當亞斯兒做錯事情時，我們都不能詢問嗎？沒有提問，怎麼知道事情的來龍去脈？」

假如對亞斯兒問得出答案，情況就簡單了。然而，若問不出結果，徒增我們和孩子之間的尷尬，並且在對話過程中，孩子愈感到有壓迫感、不愉快、焦慮，愈會抗拒與我們互動。

別忘了，亞斯兒對於負面經驗值會牢記非常久。再加上固著性使然，使他不時在這個「點」上打轉，而愈轉，愈拉遠了彼此的關係。

新話題讓亞斯兒卡住時，請先暫停

根據你對孩子的瞭解，事先列出他可能熟悉的話題，從這些主題展開對話，當你發問時，孩子回應的可能性較高。

這麼做有助於減少孩子遇到困難時，可能產生的抗拒、排斥。先從彼此熟悉的話題切入，使對話順暢，再逐漸帶入新話題。

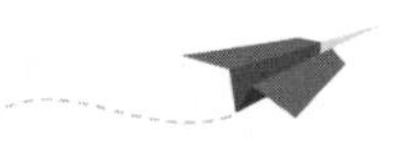

加入新話題時，建議以原本的主題為基礎，逐步增加新元素。

若發現孩子面對新話題，頓時表情僵硬，愣住不動，表示這個話題對他來講太陌生，讓他一時不知該如何回應。

此時，我們先暫停，讓孩子的情緒緩和下來。別急著繼續談論，以免他對這個話題產生畏懼，進而逃避。

發現孩子沒有聽過這個話題時，可以引導他練習表達出來。例如說：「很抱歉，這個話題我沒聽過。你能不能慢慢說？讓我聽得懂。」

不強人所難，孩子當然可以不想聊

每個人感興趣的事情不同，能夠理解的主題也有限。所以我們不能理所當然地認為自己要聊的話題，亞斯兒一定接得住。換個立場想，當亞斯伯格症孩子聊起他感興趣的黑洞、元宇宙、銀河等話題，我們可能也聽不懂他在說什麼。

想想看：聽不懂對方聊的話題或不感興趣時，自己會做出什麼樣的反應，帶著這份同理心去思考亞斯兒的反應，相信你會有不同的感受。

別強人所難，勉強孩子一定要接受新話題，每個人都可以有自己的選擇。也不要一廂情願地認為我們說出來，孩子就得學會「接招」。除非這些話題是孩子在生活或學習上必定會接觸到、與同學和朋友的對話會提到，或是日常生活會遇到的事情。

在談論新話題之前，不妨先想想我們自己的「目的」及「動機」。與其抱怨孩子對於新話題聊不下去，或許應該重新思考的是：我們要聊的話題，到底是不是亞斯孩子感興趣或理解的。

若認為自己想和亞斯兒聊天，他就應該很順利地接住話題並回應，這樣的想法未免太一廂情願了。

平常請協助孩子準備聊天的資料

亞斯兒感興趣的事物常常曲高和寡，使他不容易打入別人的對話。除了因為不知道如何開啟話題，或不清楚同學在流行什麼，也由於亞斯伯格症的固著特質，對於周遭事物，有自己的喜好及選擇系統，因而對同學聊的事情提不起興趣。

我們難以影響孩子對什麼感興趣，但可以**協助孩子預作準備，平時與他一起瞭解、蒐集同學們可能聊的「熱門話題」**，作為不時之需。從「聽得懂別人說的」為第一步，開啟對話。

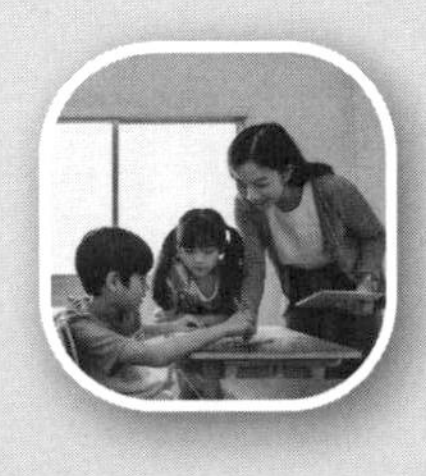

第三章

鼓勵亞斯兒適切表達，強化溝通能力

只顧自說自話，不管他人是否想聽的亞斯

之一

「你不覺得士博很囉嗦嗎？整堂課一直在問代數問題。他以為數學老師是他的家教，班上只有他在上課啊？真是有完沒完。老師都已經跟他解釋，說他的問題超出課本範圍，他竟然繼續發問。以為就只有他懂啊？把我們放在哪裡！」阿榮忿忿不平地抱怨。

阿愷接話：「但說真的，他問的那些問題還真的只有他懂。你們誰聽得懂？」

阿榮沒好氣地回：「你說呢？」

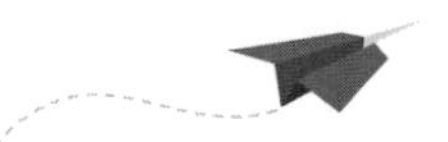

「我猜你也聽不懂。」小俊認真地回答阿榮。

「給我閃邊啦！」阿榮作勢要揍小俊，接著說：「這種人最討厭，根本無視於別人的存在，最自私。只顧著自己想問什麼，不管別人在不在意他問的問題。根本搞不清楚狀況嘛！不會看場合，也不會看時間。」

「對嘛。私底下去問老師，我沒意見。幹麼每次都在課堂上囉嗦地問一大堆，真囂張！以為自己的名字倒過來念叫『博士』，就多博學啊！」阿愷附和著。

「不過這樣也不錯啦，都不用上課，老師也管不到我們啊！」小俊笑說。

之二

「你們是不是在聊『傳說對決』？」永康一靠近，同學們就像遇到瘟神般避之唯恐不及，馬上鳥獸散，沒人回應。他一個人尷尬地杵在原地，不知如何是好。一旁座位上的女同學噗哧竊笑著。

「這是怎麼回事？他們剛剛不是在聊嗎？」永康滿是困惑地喃喃自語：「我懂他們在聊什麼啊，為什麼都跑掉了？算了，還是不要跟過去好了，免得他們又解散。」

這種狀況在班上不是第一次。幾次下來，永康對於類似的情況漸漸顯得畏縮。

同學們當然曉得永康知道他們在聊什麼。讓大家退避三舍的是，又沒有人問永康的想法，他卻自目地逕自插話，滔滔不絕地發表「高論」，把場面弄冷，也惹得大家相當不高興：「他以為自己是誰，傳說教主嗎？把我們當成他的『信徒』一樣在傳教……」

永康實在不明白。以前他因為不懂大家在聊什麼，所以裹足不前，能躲則躲。但是現在好不容易弄懂他們聊的話題了，為什麼卻變成同學們對他能閃就閃？

之三

伊伊專注地望著面前的美莉、華華和玲兒，眼神在她們三人身上遊移，臉上的笑容因為長時間刻意維持的關係，顯得有些僵硬。她一直在等待輪到自己開口的機會，但她們三個人聊得真是太熱絡了。

她一直想插話，卻始終等不到適當時機，只能告訴自己要「聆聽」，因為媽媽常對她耳提面命，叫她「多聽聽別人說話，別人比較能接受你，對你也比較容易留下好印象」。

但是她感到很矛盾，因為內心有些想法想要表達出來，然而一直找不到說話的

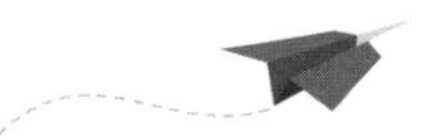

機會，無法適時地開口，插進話題。

而另一方面，正因為伊伊始終只靜靜地聽著，使得美莉她們誤以為伊伊沒什麼話想說。伊伊是和她們不同頻道？不對盤？還是懶得跟她們開口呢？

說實在的，她們也不想和伊伊聊天。但這是老師的規定，要求她們四個人常常在一起，沒辦法，她們得遵守。

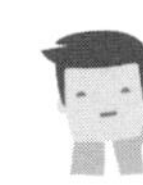

陪伴亞斯好溝通

讓亞斯兒思考：自己想說，但對方想聽嗎？

亞斯兒想說話，至少他表達了想要分享的需求。由此，我們可以進一步引導孩子思考：**他想對誰說？對方聽得懂多少？對方對於這個話題有多感興趣？**

亞斯伯格症孩子需要練習瞭解，自己想講，但對方是否願意聽。而不是一股腦地淨說著自己想要說的，不管對方的反應。

思考他人的想法、意圖、企圖、動機、意願與需求，是需要不斷反覆練習的。

只是請特別注意，不要對亞斯兒抱怨，特別是反映：「你不要再說了。我聽了太多次，聽得很煩，別再講了。你能不能說點別的？」

這樣的話聽在亞斯兒耳裡，很容易感到不愉快、不舒服，被激起負面情緒，畢竟誰都不喜歡被否定。

給亞斯兒鼓勵：請讓我聽懂，我很樂意聽你說

對於孩子想要與我們分享的動機及心意，我們要以肯定的態度，給予正向回饋，同時感謝他讓我們瞭解這件新事物，獲得新知識。

透過我們的微笑、專注的眼神或身體趨近，都能讓孩子感受到我們的善意回饋。

可以很清楚地向孩子表達。例如：「很高興你和我分享這些事情。由於我對大氣層不是很熟悉，如果你可以解釋給我聽，讓我懂，那真的很謝謝你。你可以慢慢地說，也可以畫圖說明，用簡單的方式讓我理解，或者是邊看影片，邊解釋。我知道你對大氣層很專業，很瞭解，如果有機會，你也可以幫助我瞭解。」

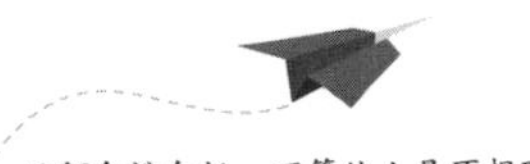

乒乓球式對話：練習輪流分享

可以和孩子約定一項遊戲規則，進行「乒乓球式對話」：彼此輪流說話、分享事情、問對方問題或相互回應。關鍵在於必須像打乒乓球一樣，**一來一往地對話**，而不是非用殺球讓對方招架不住。

學習看場合說話：從觀察開始

「說話會不會看場合」與孩子察言觀色的能力有關。也就是說，在開口之前，他是否注意到周圍的人的眼神、表情、肢體動作等反應。

一、引導孩子在說話之前，先仔細地觀察周遭的人，譬如先在心裡默數十秒鐘，再開口說出自己要說的內容。

二、講的過程中，給自己一項「設定」。例如先說個開頭便停下來，仔細觀察對方的反應，再決定接下來要說多少話與講什麼內容。

三、可以觀察對方是否注視著自己、是否在微笑、是否點頭等，再決定要不要繼續說下去。

全班練習：指定同學開口說話

還有一種練習說話的方法，在班上，由老師指定每位同學開口說話的時間，同時設定每個人一次可以說多久：

設定鬧鈴響時，開始表達↓鬧鈴再提醒，三分鐘之後準備結束↓最後五秒鐘，鬧鈴持續響，結束。

與孩子設定好清楚的遊戲規則。亞斯伯格症孩子對於白紙黑字訂下的內容，經過反覆練習，比較容易遵守。

亞斯兒「跳針」時：不著痕跡地切換話題

若孩子反覆聊著同一個主題，場面開始變冷，我們可以看情況，不著痕跡地切換話題。

例如原本孩子在聊大氣層，我們把話題切換到當下正在進行的事：「你們覺得這次大隊接力，誰跑第一棒比較適合？」

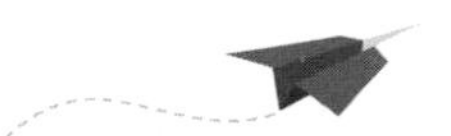

尋找同溫層：共同話題的接納

如果孩子有機會與同一群人對同一個話題感興趣，產生交集，而且可以侃侃而談地聊天，不妨讓他在這個小團體裡慢慢練習對話。

試著換位思考：孩子跟我們聊黑洞，我們想聽嗎？畢竟每個人感興趣與熱衷的事情不同。

對我們來說，黑洞是遠在天邊、無關痛癢的。但亞斯兒在他的「同溫層」中，能感受到談話的樂趣，體會被接納與支持，同時也學習到如何輪流發言、分享興趣、相互討論的美好經驗。

對於亞斯伯格症孩子來說，能夠逐漸擴展話題，社交技巧與人際溝通是加分的，而能經營及維持好同溫層，針對彼此都關注的主題進行對話，也令人期待。同溫層使人感覺溫暖，也讓亞斯兒較能透過互動體會到安全感，並感受到與別人有共同話題的樂趣。

同溫層的好處多多，但也不需要畫地自限，還是要試著逐漸擴展人際圈。因為無論在學校或進入社會，出於課業、工作、生活等各個原因，我們需要與不同的人接觸。多了些新話題，自然而然也會成為孩子人際溝通的利器。

聊天的三個練習

◎練習一：關注某人

引導亞斯伯格症孩子將焦點轉移到某個人身上，與孩子一起練習想想：這個人的興趣、嗜好、平常聊天的話題，以及談論到哪些事情時，他會露出微笑、眼睛一亮、身體前傾，很自然地與我們對話、聊天，甚至想要和我們成為朋友。

◎練習二：聊聊別人

帶著孩子練習「聊聊別人」，而不再只是說自己想講的事情。這一點，需要刻意練習。

讓孩子知道，此時需要將目光轉移到對方身上，主角是對方，自己是聆聽者、觀察者、聽眾或觀眾。

◎練習三：「我喜歡＿＿＿，不曉得你的興趣是什麼？」

引導孩子說說看：「我喜歡天文（或歷史、地理……），不曉得你的興趣是什麼？」

如果經過仔細觀察後，發現對方喜歡的是野生動物，可以直接打開話匣子，和他聊聊非洲象、美洲豹、來自於亞馬遜的鱷魚等動物。

對於亞斯兒來說，這的確是個難題，因為如果他對野生動物不感興趣，實在很難開啟話題。然而，要是孩子實在很想和這位同學做朋友，或許這可成為改變的動機、誘因和推進力，讓孩子試著從瞭解對方的興趣開始，與對方建立關係。

此外，為了避免與周遭同學的話題脫節，可以讓孩子**維持「核心興趣」（占比百分之六十至七十），同時逐漸擴展「衛星興趣」（占比百分之三十至四十）。這兩種興趣的比例可以逐漸調整。**

無法順利說出內心話的亞斯

屋外下著雨，潮濕的空氣彌漫整間屋子，深夜的客廳裡，只有小衍和媽媽。爸媽剛剛一頓大吵後，爸爸生氣離家了。

媽媽難過地流著淚，小衍一臉茫然地站在一旁。

感覺到兒子漠然地呆立一旁，看似沒有任何反應，令媽媽心灰意冷。長期以來都是如此，自己雖然無奈，卻也習慣了，對小衍的反應沒什麼期待。她只是覺得父子兩人是同一個模樣：堅持自己的立場，聽不進別人的意見。自己和他們父子之間，像隔著一層厚厚的隔音玻璃。

小衍畢竟還是孩子，她不苛求。但是對於結婚十幾年的丈夫，她實在不知道該如何相處。

丈夫常針對一些雞毛蒜皮的事而大發脾氣。無論自己如何解釋、如何低聲下氣，依然沒辦法讓他的歇斯底里平息。這回也是。

她感覺到好累、好倦，只能默默地流著眼淚。

其實小衍很想靠向前去安慰媽媽，但雙腳就像被三秒膠黏在地上一樣動不了。他想要說些話，聲音卻卡在喉頭，不知道該如何開口。

他只能兩眼飄移，兩隻手不時相互摳弄著，默默地看著媽媽。隱約感覺到媽媽很難過，可是他不知道該如何安慰。

愈是不知道該如何是好，愈是讓他顯得冷漠，而容易被誤解。

其實小衍非常厭惡老是聽媽媽說「你就和你爸爸一樣」。他很清楚自己跟爸爸是不一樣的，但是他無法辯解。

小衍心裡面有許多委屈，卻無法在第一時間說出口，因為他不曉得該用哪些話語說出內心的感受。他抓不到表達情感的字眼，不曉得該如何訴說。

剛剛試著講了一些話，好像反而造成反效果。他並不想害媽媽傷心落淚，但他實在不知道自己到底哪一句話說錯了。

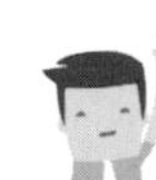

陪伴亞斯好溝通

亞斯兒詞窮：「我有話想說，但我不會說。」

「詞窮」是亞斯伯格症孩子遇到問題時，很容易出現的狀況。不但孩子陷入窘境，也常讓對方誤以為是孩子理虧或態度傲慢。

詞窮的亞斯兒不願意道歉或不願意說明，最後關係愈來愈僵，演變成自己無法控制的局面，也不知道該如何收拾。

亞斯兒吶喊：「你懂我的意思嗎？」

「你懂我的意思嗎？」有時，亞斯兒的眼神及表情會傳達出這樣的訊息，多希望身旁有人聽得懂、猜得透他真正的內心話。

如果有人可以幫他把心裡的話說出來，他真的會鬆一口氣，非常感激。只不過，並不容易遇見這樣的人。

亞斯兒委屈：「別說我冷漠……」

一旦無法在第一時間順利把話說出口，亞斯兒很容易表情如木頭人，像石頭般僵立現場，不知道該如何是好。這時，周圍的人往往會誤認為他表現得冷漠。

其實孩子並不是沒有感受，只是亞斯兒很難將心裡的感受與想法，清晰地讓對方接收到。

孩子有話說不出，怎麼辦？**就讓我們幫他說吧！**

假使說的內容貼近孩子的想法，他感受到被你瞭解，心情將相對地平靜下來。

例如幫亞斯兒說：

● 「我想，你感到非常委屈。說這些話並不是你真正的用意，但是對方似乎誤解、生氣了。這讓你感到非常難堪又委屈，因為這不是你的原意。」

● 「你無法清楚地說出口，我知道你心裡也感到很焦急。有時候愈描愈黑，對方愈來愈會錯意，這點也讓你不知道該如何是好，並感到煩躁與不安，心裡有許多挫折，沮喪不已。」

有些孩子會用自己專屬的方式表達情感（儘管周圍的人可能一時無法瞭解他這些作法的真正涵意）。

與亞斯兒相處，真的需要我們耐心地解讀他。

練習擁抱：亞斯兒也需要接觸的溫暖

若孩子無法清楚地把想法說出口，不需要逼他非明白地說出來不可。在這當下，我們可以溫柔地抱抱他、拍拍他，讓他感受到溫暖。

被擁抱或拍撫時，亞斯兒可能會畏縮、退卻，甚至於把我們的手撥開、把人推開，因為並非每個孩子都習慣被人擁抱，或是有親密的肢體接觸。在這方面，亞斯兒比較敏感，但是，並不等於他們不需要接觸的溫暖。

擁抱，有時需要練習。**我們要給孩子一些時間**，不能一廂情願地認為我想擁抱，孩子就會接受。過程中，需要很細微地觀察孩子的反應，以免我們的關愛反而衍生出他的憤怒，讓彼此受傷。

我們可以釋放出善意，主動開口詢問孩子：「媽媽可以抱抱你嗎？」若孩子沒有明確回答，我們可以慢慢地靠近，同時觀察他的反應。他可能像木頭人僵立現

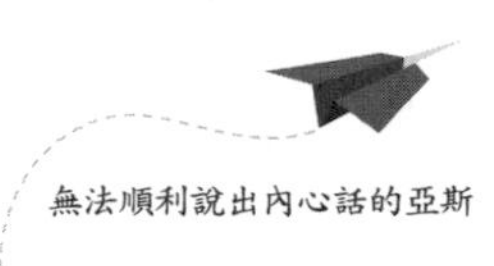

場；或者非常冷淡；也可能激動得大叫「你不要碰我！」……

無論如何，讓我們試試看。

練習製作「棉花糖」：合理的正向表達

你小時候有過這種美好印象嗎？望著老闆將糖粉倒進棉花糖機，接著拿起一根細細的小竹籤，在桶子裡像跳舞般畫圓圈，小竹籤不斷地來來回回，順著桶子的邊緣轉動。你吞著口水，看著眼前的棉花糖變得愈來愈大……那份甜滋滋的感覺，讓孩子們滿心歡喜。

如果孩子在表達上比較適當、正向、合理，他一次、一次又一次地表達，就像做棉花糖時，手中的小竹籤在桶子裡不斷滾動，棉花糖愈來愈飽滿。當亞斯兒接受你，認為與你之間有了關係，你叫他做棉花糖，他動手做的機率就非常高。

我們大人所做的事情，其實只是給他一包「糖」——這包「糖」，可以先經過篩選，例如選擇適當的影片、繪本、故事、小說、文章等作為媒介。

對於亞斯伯格症孩子來說，有時旁人太過講道理，他很容易產生抗拒、排斥，認為別人又在說教，指責他哪裡做得不對、不好。因此在與亞斯兒互動的過程中，不妨試著運用某個媒介來開啟對話，比如一段影片、一本繪本或一個故事。

我們先示範，讓亞斯兒較能夠有所遵循，知道自己接下來要做什麼。但如果認為孩子的理解力夠，也可以不示範，以減少過度的暗示或引導。

隨後，讓孩子透過他自己之口，試著把他接收到的訊息（剛剛接觸的影片、繪本或故事內容）說出來。

過程中，我們不做任何批判。

社會情緒線索的內容並沒有所謂的標準答案。雖然是大多數人的想法，但並不是唯一或絕對的。當孩子願意一句一句地試著說出來，也讓我們有機會多瞭解他看事情的方式。

試著讓孩子將看到的事物，以合理的方式形容出來，透過一次、一次又一次的表達，便有可能成為他自己看待事情的方法。

我要強調「輸出」的重要性。**有了輸出，會使孩子逐漸形成自己的概念。有一天若真的遇到麻煩、糟糕的情況，至少可以在心中產生正向、合理的自我對話。**

「製作棉花糖」，我們可以先示範一遍，但是請提醒自己，最後還是得放手，讓孩子自己操作手中的小竹籤。

這是取代說道理的方式，讓孩子自己感受，最終會內化為他看待事情的方式。

有話直說、實話實說的亞斯

之一

「天哪，胖子，你的嘴巴怎麼那麼臭？噁心死了，像臭水溝的味道。」阿炎說完，馬上做出催吐的動作。

阿炎的誇張反應讓周圍的人都將目光聚集在胖子身上。有的同學很誇張地往後退開，有同學故意拿起課本搧風，有人直嚷著：「消毒！消毒！」

綽號「胖子」的同學羞愧得滿臉通紅，特別把手放在嘴巴前呼氣，接著說：「沒有啊，沒有臭水溝的味道啊。」

他很想反駁，但自己也心虛。爸媽反覆地提醒他要注意口腔衛生，他也很努力

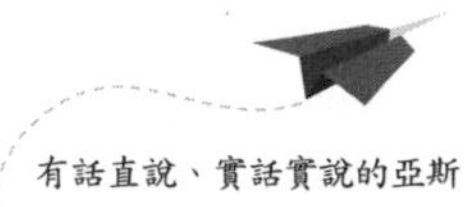

地在吃完飯後勤漱口。但或許是體質的關係，他就是會一早起床沒多久，口中的味道比較濃。就像爺爺年紀大了，身上帶有的那種「加齡臭」，也不是爺爺願意的。

同學們尖酸刻薄地在一旁酸著胖子。

「阿炎說話真老實。現在能像他這麼老實的人，真的不多了。」

「你也不能怪人家有話直說啊！」

「對嘛對嘛，誠實是一種美德。」

「阿炎說話真是『燙』啊！炎字兩把火，果然夠熱！」

小玫是阿炎實話實說的另一個受害者。

阿炎經過小玫的桌子時，她趕緊用手遮住考卷上的分數，但還是被阿炎瞄到「二十八分」。他噗哧笑出來。

「我的天哪，你是數學白痴是不是？你腦袋裡到底有沒有邏輯、推理和運算概念啊？竟然考這種成績，二十八分耶！小學生竟然有人考這種成績，真是難看啊！難看！我羞於和你同班啊！」

數學一直是小玫的罩門。上補習班、找家教，可能有助於加強能力的，她都做了，但面對數學這一科，就是很吃力。小玫也很清楚自己的數學成績在班上總是墊底。但是，阿炎當著全班同學的面這麼講，使她羞愧地眼淚潰堤，止不住地流。

「哭也沒有用啊。你以為用眼淚就可以換來成績嗎？行不通的啦！」阿炎自認為說得很有道理，卻不知道這些話徹徹底底傷了小玫早已脆弱的自尊心。

之二

「老師，小芸沒有把雨傘收好，亂擺在地上。」阿樹向老師報告。

小芸聽見了，抗議：「拜託，我的雨傘還沒乾，晾在地上又怎樣？我等一下就會收起來啊！」

阿樹指責她說：「不行，你擺在地上，會讓人家絆倒，地板會弄濕，這樣會影響到拖地同學的權益。你這樣不道德，太自私了。」

「那我的雨傘濕濕的怎麼辦？」小芸不服氣地回。

「誰管你？你自己應該先把傘抖一抖再進教室的。」

被阿樹這樣一說，小芸吹鬍子瞪眼，氣呼呼地說：「真受不了你！你這個愛告狀的報馬仔、討厭鬼！」

「你才是報馬仔哩。老師，小芸還是沒有去收傘。」阿樹繼續向老師報告。

阿樹有錯嗎？他說的話，仔細聽似乎頗有道理，但為什麼總是讓對方感到不舒服？實話實說，到底好還是不好？

說話真是一項藝術，亞斯兒在這門學科可以拿多少分呢？

亞斯伯格症孩子在教室裡愛告狀，老師如何因應？

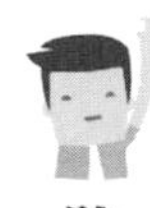

陪伴亞斯好溝通

站在對方的立場感受，代替脫口而出

亞斯伯格症孩子對於眼前的狀況往往不經思考，有話直說。

這裡的「不經思考」是指孩子說這些話的時候，不會考慮聽者的內心想法與感受，只以自己所認定的事實為事實，不假思索，直接脫口而出。

孩子不經思考說出的話，有些是事實，有些只是自己偏頗的認定。但無論是前者或後者，都少了試著站在對方的立場感受。

也就是說，當我們要表達某些想法時，可以經過修飾，透過比較委婉的方式，換個方式講，減少對方聽了之後，可能產生的不舒服感受。

換個方式講，減少實話實說的傷害

孩子可能有疑問：「為什麼我不能講實話？大人不是都強調小孩說話要誠實？我就是講究事實，不是嗎？」

這個理由聽起來沒錯。所以並不是指出孩子講錯了，而是讓他知道**換個方式說，一樣可以達到訴求，同時還能讓對方感受好些，這對自己是好事，也能增加別人對我們的好印象。**

讓亞斯兒瞭解，一件事可以有很多種方式談論，試著從中選擇最適切的表達方法，讓彼此都能接受。

儘管有些亞斯伯格症孩子可能不吃這一套，不在乎別人怎麼看自己（但並不等於接受人家的批評與指責），不過，還是有些亞斯兒期待他人以善意的方式與自己互動、做朋友，肯定與讚美自己。

再次強調，當我們與亞斯兒建立了關係，對於我們所說的話，他的接受度比較高。相反地，假如在他的認定裡，雙方是沒有關係的，那麼無論是爸媽或老師都一樣免談。

覺察說話的動機，思考表達的方式

● **先請孩子仔細想想：說這些話的「動機」是什麼？**

他可能回答：「我只是陳述事實。小玫的成績就是很爛，拖垮了班上的平均分數。」或有其他回應。

● **接著問孩子：說這些話的「用意」與「期待」是什麼？**

孩子可能回應：「我認為她應該要再努力用功一點。」

這些提問的目的是要幫助亞斯兒知道他這麼說、這麼做的起心動念，並且學習如何說會比較適切。

比如教孩子對小玫說：「小玫，你的數學如果有需要我協助的地方，可以來問我，也可以問補習班老師或數學老師，這樣對於提升數學成績會有幫助。」

而小玫是否領情，與她怎麼理解我們說這些話的動機與目的有關——她覺得我們真的關心她，還是嘲諷她，或是認為我們管太多。

並且試著讓亞斯伯格症孩子換個立場想想：如果自己是小玫，希望別人怎麼告訴自己，心裡會比較舒服。

可以透過影片，引導孩子猜猜主角的想法可能會是什麼。我們可以先示範說明，這會讓亞斯兒比較容易進入狀況。

一開始，孩子對於這樣的過程或許會抗拒，感到無趣，因為他們不太能夠在第一時間明白我們的用意。

不過，與亞斯兒對話的過程就像在他的腦中輸入程式。如果他願意接受你，就會接受你的意見，並學習以正向的方式表達。

告訴孩子：「我們可以這樣說……」

◎教亞斯兒「一對一」地私下講

若擔心孩子在班上或公共場所，沒有考慮他人的感受，便未經修飾地脫口而

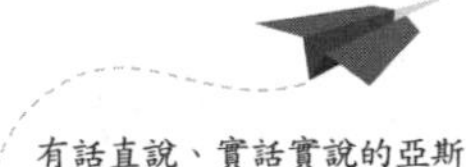

出，實話實說，有話直說，讓對方感到尷尬、難堪及不知所措，不妨直接讓孩子瞭解：我們可以選擇私底下，面對面地告訴對方。

讓孩子知道，**有的人並不希望某些話被別人聽到，因此在一對一的私下場合，對方的接受度比較高。**

並且在說之前，先與孩子確認他要講的內容。如果有機會事先演練，說出來會安全許多，並得體許多。

◎先示範如何說，讓孩子練習

當孩子說了不適當的話，我們認為需要修正時，避免直接對他指出：「你這樣講不對」、「你這樣講有錯」、「你不應該這麼講」。如此**直接的批判，很容易讓亞斯兒的情緒瞬時轉為憤怒。**

試著告訴孩子：「我們可以這樣說……」並且先示範如何說，讓孩子練習。

亞斯兒愛告狀，老師怎麼辦？

亞斯兒告狀的原因之一是心中有一把尺，尺規是由他自己設定的。當他發現周園的人沒有按照他那把尺的規矩進行，就很容易「按鈴申告」。

不過，其他人對此往往很不以為然：「他以為自己是誰？法院是他開的喔？」班上的同學們是否要迎合亞斯伯格症孩子的標準呢？倒也不盡然。

我們先來看，告狀的過程中，亞斯兒是否會要求、期待老師立即進行處理？或者他只是把不符合自己標準的事情說出來，轉達給老師知道而已？

● **如果亞斯兒只是「說出來」**：老師可以專注地看著他，點頭與微笑，並且讓他瞭解「老師知道了」。接著四兩撥千斤，將注意力轉移到當下應該進行的事情上，例如說：「各位同學，現在開始打掃。」「現在把數學課本翻到第二十八頁。」以「轉移」的方式，緩和亞斯兒的告狀行為。

● **如果亞斯兒要求老師現在就「馬上處理」**：老師畢竟有自己的教學節奏與進度，若孩子一告狀便立即回應、處理，只會更強化亞斯兒的固著行為，繼續告狀。得理不饒人，鐵定會使亞斯兒在班上的人際關係扣分。

因此，孩子的要求不合理時，老師不見得要在第一時間配合與順從。我們還是看著他，微笑著對他說：「老師在上課，我**下午**會處理。」**時間點的選擇，自己可**

以視狀況決定。

若亞斯兒依然固執地要求馬上處理，怎麼辦？我們可以輕聲細語地問孩子：「現在上什麼課？」「我們現在正在做什麼？」讓亞斯兒瞭解這個當下，我們應該要做的事。

亞斯兒執著起來，會像迴圈般轉個不停，這時，再用其他的話題進行轉移。

假使班上有同學受不了亞斯兒愛告狀、愛抱怨，身為老師，認為有必要讓同學們知道亞斯兒固著行為與社交困難的狀況時，建議事先徵詢家長的意見。**特別是要先經過家長同意，再進行班級的衛教宣導。**

這方面，可以委由資源班老師（孩子有特教資格）或輔導老師（孩子無特教資格）進行。衛教的重點在於，如何引導班上的同學與亞斯兒相處。

咄咄逼人、得理不饒人的亞斯

「你回答我，『元宇宙』（Metaverse）是不是人類接下來的社交模式？未來的人是不是都得靠3D虛擬世界連結？如果是，那為什麼二〇二二年二月三日，Meta會暴跌百分之二十六點四，創下美國公司有史以來最大的市值跌幅，蒸發約兩千億美元？」志煥問媽媽。

「啊？什麼？你能不能說慢一點？」媽媽回問。

只是，媽媽還沒反應過來，志煥又開始連珠炮似的說：「我認為你並不瞭解元宇宙究竟是怎麼一回事。你一定不知道元宇宙來自美國科幻小說家Neal Stephenson（尼爾・史蒂文森）的作品。」

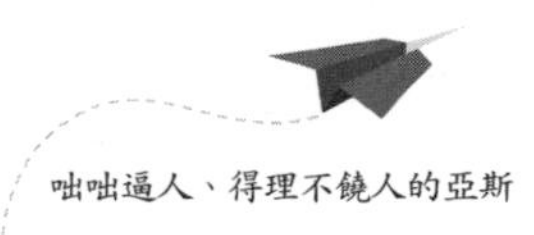

志煥說得頭頭是道，力道愈來愈重，流暢的語速讓媽媽像鴨子聽雷般當機，根本反應不過來，頓時一股莫名的羞愧感上身。她不是第一次有這種感受，也知道絕對不會是最後一次。

每回和志煥對話，總是被他機關槍似的嘴巴射得滿身彈孔，槍槍斃命。兒子高高在上的自傲姿態、得理不饒人的說話口吻，讓她感到非常不舒服，挫折和羞愧的感覺油然而生。

身為母親，她卻像是被長輩訓話般，只能羞紅臉、低著頭，沉默以對。因為一開口就被孩子連番炮轟，根本不給人回擊的機會。那種盛氣凌人的眼神，真是令人氣悶，但又莫可奈何。

「我再問你一次，為什麼Meta會暴跌？元宇宙在未來真的可行嗎？還是僅僅是泡沫……」

耳邊迴盪著孩子的說話聲，媽媽的腦中充滿元宇宙的回音，頭好痛。元宇宙到底干她什麼事？

最重要的是，媽媽只想知道孩子腦袋裡的「小宇宙」，究竟是怎麼一回事！

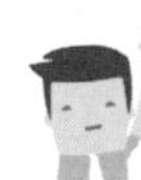

陪伴亞斯好溝通

孩子快轉說話，為了取得優勢

有些亞斯伯格症孩子會將自己知道的事情，以快轉的方式，一股腦地傾倒出來，讓聽者一時反應不過來。他這麼做的目的主要是藉由爭辯，使對方無法招架，而在關係上取得絕對優勢。在這種情況下，孩子才不管對方是誰，就算是爸媽或老師都一樣。

除非你非常有把握能以更專業的話題、內容完封他，讓他佩服得五體投地，否則，面對孩子滔滔不絕如排山倒海而來的說話內容，請切記：**別順著他的內容回應，以避免陷入困境。**

意中心理師的方法：迎面對戰，壓制氣焰

有的孩子會透過步步進逼的方式數落大人，讓大人自慚形穢，感到丟臉、沒有能力。

面對咄咄逼人型的孩子，若要壓制他的氣焰，我會仿效他的模式，同樣以速度

加倍的方式講話，讓他完全沒有回應的機會（但在此強調，你得有把握讓他招架不住），特別是講他不理解的內容，以其人之道還治其人之身。

過程中，我們也可以另闢話題，同時以快速度複製亞斯兒的說話方式，使他無法回應。這麼做，主要是讓他瞭解每個人各有專精，他有他懂的，我有我瞭解的，並非他所擅長、所懂的才是唯一重要的事情。

孩子不斷與我們爭辯元宇宙，我們可以「另開新視窗」，和孩子聊起別的話題，例如兵馬俑、半導體、日式料理……這些主題是孩子不擅長，但我們很熟悉的。

選擇哪個主題不是重點，**關鍵在於讓孩子知道，每個人所瞭解的都有其限制，其中的差異並沒有優劣之分，不需要把對方往死裡打，將對方的自尊踩在腳下。**

我們的目的不是激怒孩子

在言語互動的過程中，請留意孩子的情緒反應。

我們的目的並非激怒孩子，而是讓他明瞭這世界並非只有他懂的部分，其他還有許多他無法瞭解的地方。

你可能有疑問：「這麼做，會不會導致彼此的關係惡化？」

這要看遇到哪種類型的亞斯兒。面對講話咄咄逼人、不給對方台階下的孩子，主要是讓他能夠信服你，同時別讓他小看你，畢竟大人的自尊也不容踐踏啊！雖然人與人沒有什麼好特別比較的，但是不能讓孩子以咄咄逼人的方式，不把他人看在眼裡。這是最基本的對待，人與人之間需要相互尊重。

面對不同的孩子，建立關係的模式也不一樣。對這個類型的孩子來說，當他認定原來你是有料的、講話有內容，也懂許多事情，他便願意心服口服，也算是關係的一種提升。

你也可以選擇不做任何反應，依然堅持原本的要求。這麼做是讓孩子瞭解，我們並不會受到他這些話影響。

收起我們的負面情緒，別受孩子刺激

孩子咄咄逼人，言語充滿挑釁、叫囂的意味，但是既然已瞭解「這就是孩子的行為模式」，我們就收斂起自己的負面情緒反應吧。

孩子充滿著對立反抗的心態，想要藉由爭辯、甚至強辯的方式，以言語壓制大人，使大人妥協，任他予取予求，或是讓他做自己想做的事，不受他人的約束與管理。

他會採取如此的言語刺激是可預期的。然而，我們不一定要如他期待的回應，別順著他的陷阱走。簡單說來，我們不見得要和他一起玩這場遊戲。

情緒平穩時，點出孩子話語背後的動機

被孩子言語不留情地步步進逼，真讓人嚥不下這口氣，怎麼辦？

等到彼此的情緒都比較平穩時，我會試著對亞斯兒說明，把他選擇如此咄咄逼人的可能理由，攤開來說給他聽。清楚地讓他瞭解，我們已看穿他這麼說的背後動機。

你可能認為「亞斯兒才不管我們怎麼說呢」。或許如此，不過，我認為這是要慢慢來的。好比要在牆上鑽一個洞，只能先鎖定一個點，拿起錘子慢慢地敲，終究能夠敲出一個洞，露出溝通的曙光。

有人想改用電鑽，這或許更快，但要拿捏好力道和鑽頭的轉速，不能心急。就像**良好的溝通是不能心急的**。

留意孩子是透過哪些管道，模仿表達的方式

亞斯兒很容易透過網路、電視，看到網紅或政治人物等人的表達方式，便直接「複製、貼上」，模仿這些社會情緒行為。

孩子感受到這些說話方式的力道及效果，卻不見得能夠仔細考量對別人可能產生的殺傷力，因為亞斯兒正是缺少感受他人內心的能力。

因此，我們尤其要**隨時留意**，**並篩選**、**過濾孩子接觸的網路影音內容**，以避免壞榜樣充斥他們的腦海。

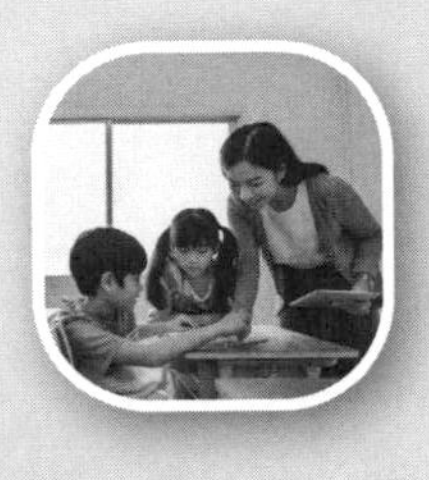

第四章

幫助亞斯兒順利融合，增加社交能力

只想一個人玩，不想加入團體的亞斯

「十、九、八、七、六、五、四、三、二——」走廊上，「鬼抓人」遊戲的鬼還沒倒數完，同學們便尖叫不斷地鳥獸散：「來呀，來呀！來抓我們啊！」

教室裡，則是三兩成群的女同學聊著心儀的偶像團體、韓國天團，還有髮飾、手機吊飾、最新流行的LINE貼圖等。

下課時間，教室裡外都鬧哄哄的，眼尖的導師卻發現小恆總是獨自在操場邊閒晃，似乎與這個喧囂的世界隔絕，他一個人正享受（或忍受）著寧靜的獨處。那畫面看起來很突兀，像孤鳥般。

導師心想：「總是一個人，長遠來說，對孩子也不盡然是好事。」

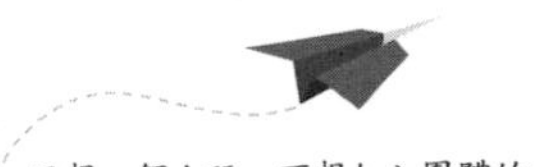

導師走向玩鬼抓人的同學們，問：「你們怎麼不找小恆一起玩？」

「拜託，怎麼沒找他？每次他都愛理不理的。」「問了幾次都沒反應，白問了。」「對嘛。如果他想玩，自己就會加入了。」「幹麼問？他才不理我們呢。孤僻，怪胎，真的很不好相處。我們才不想熱臉貼在冷屁股上。」

不問則已，一問，同學們話匣子一打開，抱怨連連。

「叫他跟女生一起玩好了。」「對嘛！對嘛！去找他的好閨蜜。」「女同學比較能夠接受他啦！」男生們嚷嚷著。

如果小恆願意和女生玩也好，但他又不是如此。

「這孩子到底在想什麼？難道他喜歡一個人待著？還是真有他為難的地方？」導師心想。

身為導師，想幫助小恆融入班上，畢竟對小學生來說，有玩伴、朋友們玩在一起，應該是很自然的快樂吧。如果一直無法順利融入團體，這孩子會開心嗎？

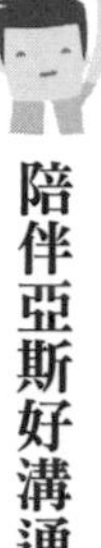

陪伴亞斯好溝通

主動靠近，做他當下在進行的事情

發現亞斯兒一個人在校園裡時，與其催促孩子去找其他同學玩，倒不如我們先主動靠近他。對於亞斯兒，最好的方法就是也去做他當下在進行的事情。

例如孩子在生態池旁邊遊蕩，我們很自然地走近生態池，同時表現出很專注觀察著生態池的變化，自言自語：「哇，學校的生態池真的好豐富啊，水生植物好多。」刻意讓亞斯兒聽見這些話，同時邊說，邊自然地將眼神移向他，並且露出淺淺的微笑，接著再將注意力轉回生態池。

先別急著要讓孩子立刻對我們有反應。**只要他在第一時間沒有離開，代表他至少接受與我們同時處於生態池這個空間，這是好的開始。**

發自內心地感興趣

你可能沒察覺到，其實亞斯伯格症孩子正仔細地觀察你。他在看這個人是否真的像他一樣那麼喜歡研究生態池。

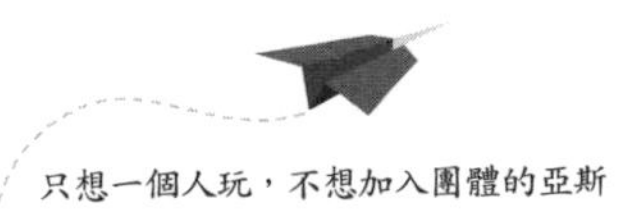

你躲不掉亞斯的眼神。我們是不是真正對生態池感興趣，亞斯伯格症孩子觀察得出來。

可以懂得少，但避免無知

或許對於生態池，你懂得不如亞斯兒多，那麼可以看著他，提出小小的疑問，例如：「什麼是雌雄同株？」「為什麼大萍的繁殖能力那麼強？」「什麼是浮葉型水生植物？」給他機會為你解答。

請提醒自己：我們在亞斯兒面前表現得對生態池所知有限，但是要適可而止，別讓孩子認為我們無知。

一旦亞斯兒覺得我們對生態池根本不瞭解，很容易嗤之以鼻，認為道不同，不相為謀，與我們拉開遙遠的距離。那就弄巧成拙了。

興趣是關係的助燃劑

可以仔細地觀察與留意孩子特別熱衷的事物（如生態池）。當我們把話題轉移到這裡時，展示出他感興趣的事物，例如和他聊水生植物，將能加速拉近與孩子之間的關係。

別小看「共同興趣」對於與亞斯兒建立關係的重要性。這可是有助燃作用，能加快彼此熟悉的速度，使關係很容易便熱起來。

協助孩子建立同溫層的小團體

在班上，老師可以試著找兩、三位也對生態池感興趣的同學，引導他們加入，與亞斯伯格症孩子相處、互動。

如果有機會讓亞斯兒與班上的同學形成一個小團體，比如形成以生態池為中心的小社群，亞斯兒會非常熱愛這個小群體，享受彼此接納、認同的溫暖。

讓亞斯伯格症孩子的優勢被其他同學看見。例如孩子對於生態池所知非常豐富，他可以解說、展示，有助於其他人感受到：這個同學原來不像他們以為的怪（其實是我們自己懂得不多），他有許多豐富的知識，甚至知道其他人不曉得的事情。這將使其他同學羨慕他，對他刮目相看：「哇！他真的好厲害。簡直是生態池達人。」

當亞斯伯格症孩子被肯定，也有了練習欣賞他人的機會。這是一種良性循環，

而從一般生開始啟動，速度會快一些。

避免用質問的方式

發現亞斯兒一個人在校園裡遊蕩時，避免用這種「質疑」的方式跟他說話：

- 「你怎麼一個人在這邊？」
- 「為什麼你不和其他同學玩？」
- 「你在這邊做什麼？」
- 「不要這麼孤僻，合群一點。你不找人家玩，同學可能也認為你不喜歡他們。」
- 「你要主動些，不要這麼被動。」

我們這麼說，讓孩子承受了莫名的誤解。

獨來獨往，可能是情非得已

雖然常看到亞斯兒獨自在校園裡遊蕩，但是並不等於他喜歡自己一個人。儘管有的孩子樂於獨處，但另一方面，**也可能反映某些孩子不知道如何與別人互動，不懂得怎麼和他人溝通。**

有時，孩子想要有互動，但是不曉得如何切入話題；或者想切入話題，又怕對方沒有反應；或是自己一開口，對方就鳥獸散；或擔心自己表現得不好，會遭到對方拒絕。

獨來獨往的孩子，是否需要協助？

亞斯伯格症孩子經常疑惑：「為什麼我不能一個人玩？只有我一個人玩的時候，沒有人管我，我想怎麼玩就怎麼玩，可以用自己的方式，不需要按照別人的意思，去迎合、配合別人，也不用聽別人嘮叨、指責或糾正。我不想要被人管，自己就可以玩得自得其樂。為什麼不行呢？」

這麼想，聽來確實滿合理的。如果當下的情況適合讓孩子自己一個人，那麼這是每個人的選擇。但是目前的課堂學習或未來的工作，難免會遇上需要團隊合作的時刻，而要與人合作、相互交流，亞斯兒需要發展出自己的一套模式以和他人互動。

此外，我們也真的需要好好思考：孩子是真的想要自己一個人嗎？或者他其實也希望跟別人有互動，只是不知道該怎麼做，甚至害怕被拒絕的挫折感？

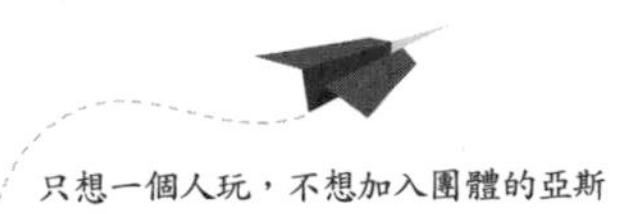

我們要不時地提醒自己，孩子常常獨來獨往，並不表示他真的喜歡如此。或許有些孩子能夠享受獨處的樂趣，但是在大部分的情況下，這往往反映著孩子需要我們伸出援手，協助他學習與周遭的人互動。

擁有限量的好朋友，亞斯兒就能滿足

我們要試著理解，雖然班上有那麼多同學，但是對亞斯兒來說，不需要認識那麼多人。其實在班上只要有兩、三位相熟的同學能友善地相處，亞斯伯格症孩子便感到非常自在與滿足。

當然，如果孩子能夠順利地認識更多人，交到更多親密的朋友，這也是一種美好的結果，好朋友是多多益善。

亞斯兒是拒絕事情，並不是拒絕人

不管是不是亞斯，每個孩子都有拒絕和別人玩的權利，特別是對方出現不合理的要求，或是對於他的安全與身體界限產生侵犯時，無庸置疑，這當然必須拒絕。

如果排除了上述狀況，當其他同學主動找亞斯兒玩，他卻表現出抗拒時，我們是否要教他說「不」來表達拒絕？

關於這個問題，在處理的優先順序上，我認為**與其教亞斯兒練習說「不」，拒絕對方，不如優先引導一般孩子如何與亞斯兒做好互動，比較實際與適切。**

同學願意主動與亞斯兒互動，找他一起玩，這真是求之不得的好事。然而，若亞斯兒不想和同學一起玩，該怎麼辦？

例如A、B、C三位同學主動找亞斯兒玩，這時候，亞斯兒獨自在教室裡玩積木，A、B、C卻以自身的需求，要求他跟他們到教室外面打籃球。

對亞斯兒來說，打籃球並不是他喜歡的活動，更何況他正在進行的疊積木遊戲被打斷，這時A、B、C三位同學的出現，很容易引爆他的激烈情緒。

我的處理順序是優先引導A、B、C，與亞斯兒互動時，學習試著以亞斯兒當下在進行的活動為主。例如他正在疊積木，A、B、C主動靠近，但維持適當的距離，同時也玩疊積木。

先不急著打斷或干擾亞斯兒正在進行的活動，給他一些時間，慢慢地適應身旁有A、B、C三個人也在玩積木。

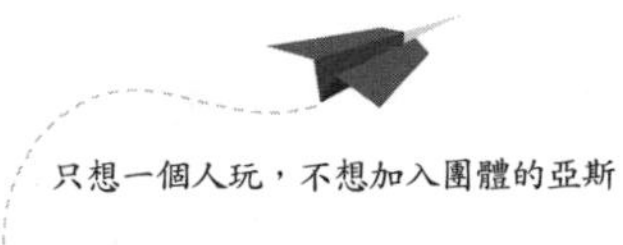

那麼，是否該教亞斯兒表達「我不要玩」、「我不想跟你們玩」？

如果孩子依然堅持不想玩，我們就要尊重他的選擇，不強人所難。也讓其他孩子瞭解，**亞斯兒是拒絕「這件事」，並不是拒絕「這個人」**。

眼神迴避、表情僵硬的亞斯

之一

「同學，你很沒禮貌耶！我們在跟你講話，幹麼不看著人啊？你什麼意思？」

「對嘛，還擺一副臭臉。我們欠你錢是不是？」

阿成和阿丁不高興地說，揚揚卻不知道自己做錯什麼，他只不過是不喜歡和別人對上眼。

「真的很跩欸。要不是導師罩你，我真的很想一拳送給你。」阿丁說。

「謝謝，我不需要你的一拳。」揚揚直覺地回話。

「白痴喔！是怎樣？」阿成說著，推了一下揚揚的肩膀。

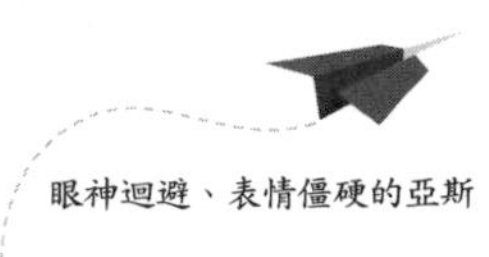

揚揚反射地往後退一步，說：「你幹麼碰我？」他是在問阿成，但撇開目光，沒望向阿成。

「碰你又怎樣？有本事就瞪我啊！」阿成囂張地挑釁。

「對嘛。來瞪啊！來瞪啊！」阿丁附和。

揚揚說：「你不要碰我。我不喜歡人家碰我。」

「我就是要碰你，怎樣？」揚揚愈是這麼說，阿成愈是故意要碰他。

揚揚只能往後退，並試著從一旁繞過去。

「想跑去哪裡?!」

「我說過不要碰我，我不喜歡人家碰我。」揚揚的目光釘在右前方的地上，表情因為驚嚇而顯得更僵硬。

「看你這張臭臉，真的讓人很不爽，很想給你巴下去。」阿成大罵。

揚揚真的很困惑，他不知道自己到底做錯什麼。

之二

「他好變態哦，一直盯著我看。我們趕快走開，免得被這個色狼黏住。」兩個女同學快步離開，並且露出誇張的眼神回看耀東，一面交頭接耳。

耀東一臉茫然，猜不透為什麼她們一臉驚嚇地斜眼瞄著他，快速走過他眼前。

「欸，同學，你幹麼一直盯著女生看？你這是性騷擾哦！」艾妍走到他身後，刻意拉大嗓門說著。耀東一時不知道如何回應。

班上的女生們看見耀東就像遇到吸血鬼般，一臉嫌惡的表情，落荒而逃。不只女生，男同學也受不了耀東盯著人看的方式，讓人感到渾身不自在。

導師也對他耳提面命好多次：「你不要再這樣看人家。同學已經向我投訴了，但我盡力在安撫大家。否則一旦扯到性平會議，你就惹麻煩了。」

但耀東真的是一頭霧水，他不認為自己看別人的方式有哪裡不對勁。倒是同學不時地說他「變態」、「色狼」、「性騷擾」，這些字眼讓他聽了很不舒服，但又不知該如何解釋或澄清。

耀東真是有理也說不清。

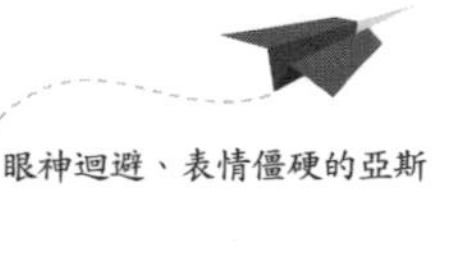

陪伴亞斯好溝通

「人際互動」如天書般難懂

對於亞斯伯格症孩子來說，「人際互動」真是如天書般難懂。自己開口也不是，不開口也不是；看著人也不是，不看也不是。還有如果看著人，到底要看那個人的哪裡？看多久？有沒有所謂的標準答案呢？

亞斯兒總覺得自己怎麼做、怎麼錯，毫無頭緒，整個人卡住而動彈不得。

體諒孩子的為難

孩子眼神飄移，目光缺乏焦點，很容易讓接收者認為不被尊重。但是在開口責備前，我們先停下來想一想：孩子這麼做，反映了什麼訊息？**如果我們可以試著體諒在這當下，孩子的不自在、焦慮、不知所措與尷尬，或許就不會誤解或在意「為什麼你不看著我」**。

每一個孩子都有他的為難之處，亞斯伯格症孩子也是如此。如果可以專注凝視著對方，相信他們也想要這麼做。愈是強調「你為什麼不看我」，反而愈讓他們陷入不自在、尷尬的狀態，更不知道該如何回應這句問話。

看著孩子，但別讓他尷尬

別強迫孩子一定得對著你看。

儘管孩子不看你，你依然可以看著他，只是別讓他感到尷尬。若你的注視使他感到不自在，可以適時地轉頭，並且換個話題，轉移彼此的注意力。

孩子眼神凝滯，多少反映出他當下的不自在及尷尬。別急著強迫他回應，任何催促和強迫都只會使氣氛愈來愈僵，讓他愈來愈不自在。

和亞斯兒說話時，我們可以邊說，邊將眼神移轉到周圍的事物上，或者適時換話題，特別是他感興趣且能回應的主題，這樣他會比較自在。

清楚地讓亞斯兒知道，所謂「和別人說話時，要看著對方」，並不是一直盯著對方的眼睛看，因為盯著看久了，彼此都尷尬。而是在對話的過程中，我們的目光有時在對方的臉上、有時在周圍的事物上，交替移動。

其實孩子會偷偷看你

仔細注意會發現，與亞斯伯格症孩子互動的過程中，其實他也會不經意地注視著我們，甚至於揚起嘴角微笑。他也試著拿捏與他人之間的相處及互動方式。

不要對他指責或要求：「你為什麼不看著我？」「你不知道這樣讓人覺得不受尊重嗎？」愈這麼說，只會讓關係愈來愈遙遠。

或許你會感受到不被尊重，但請提醒自己，他不見得有這樣的意思。

試著幫孩子說出他心裡的感覺，比如：

- 「我想，直直地看著對方，讓你很尷尬，但你不知道該如何是好吧。你不曉得應該看哪裡、看多久，或者看了以後要怎麼做。」
- 「當你把注意力放在該如何看著對方時，看著看著，或許讓你忘了原本想要說的話，腦袋一片空白，反而讓你變得更加不自在，臉部表情更僵硬。」

允許孩子慢慢調整

給孩子一些時間慢慢調整，特別是漸漸發現面前的你沒那麼具威脅性，他注視你的時間將會拉長。

與孩子互動時，可以選擇一些媒介，這些媒介最好是他感興趣的物品或玩具。當孩子感到不自在時，可以選擇注視眼前的東西，而不急著要看你。

因此，**和孩子互動之前，我們可以做些功課，清楚地知道這個亞斯兒對什麼事物感興趣**。必要時，拿出別出心裁、吸引他的小玩意兒，放在兩個人之間，孩子的視線在小玩意兒和我們的眼神之間來回移動，比較自在與放鬆。

我們先主動改變、調整，有助於加速亞斯伯格症孩子的改變，而非只是一味要求他們改變。別忘了，我們改變會比較快。

並且再次提醒：**別抱怨**。有時孩子的臉部表情僵硬，並不是真的對我們有任何意見，而是反映他當下的情緒。

在班上，老師可以引導同學們瞭解，對於有些人來說，眼神的注視會令他們感到非常不自在。

採取兩人一組，讓雙方的眼神交會，孩子可能會噗哧笑出來，或是尷尬、害羞。這項刻意的練習活動，有助於孩子們瞭解亞斯同學也有同樣的感受。

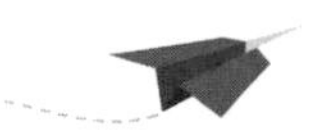

無法理解表情，只會解讀字面意思的亞斯

「天啊，我實在受不了！你的房間怎麼亂成這樣，像豬窩一樣。你有空能不能整理一下？」媽媽對克倫說。

「豬窩？你說我是豬！你為什麼要說我是豬？」克倫拉高了音調問：「你為什麼要說我是豬？」

「我不是說你是豬。我的意思是——」

不等媽媽說完，克倫繼續追問：「你為什麼要說我是豬？」聲音尖銳又刺耳。

「我只是隱喻、比喻，你聽得懂嗎？」媽媽試著解釋，緩頰情況。

「你才是豬。你就是在罵我是豬！『窩』是禽獸或其他動物的巢穴，說我的房間是豬窩，就等於說我是豬，我的房間就是豬的巢穴，你還否認？」

媽媽啞口無言，不知道該如何反駁。她知道自己誤踩了地雷，踩到「豬」這個字，啟動了孩子的固執迴圈。愈解釋，反而愈讓克倫的誤解陷入死胡同。

「你能不能不要只照著字面解釋？豬窩只是個形容詞。不然你的房間亂成這樣，我要怎麼說？」

眼看克倫的情緒愈來愈高張，不管自己解釋什麼，他都聽不進去，媽媽實在不知道該如何說下去。

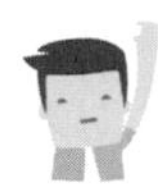

陪伴亞斯好溝通

對負面字眼擴大解釋

亞斯伯格症孩子除了容易照字面解讀意思，對於一段文字或一段話，容易聚焦於敏感的字眼（特別是負面、否定、對自己不利的字詞），加以擴大解釋。

就像故事中的克倫聚焦在「豬」這個字，亞斯兒很容易進行錯誤的負面連結，

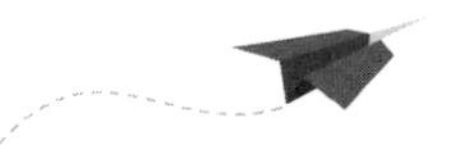

而誘發負面情緒。

針對負面字眼，條列正面聯想

亞斯兒卡在某個負面字眼上打轉時，我們可以試著帶出關於這個字詞可能有的正面解釋。

比如對於「豬」這種動物，其實可以有許多正面解讀，就看我們如何說明。提到豬，可能想到豬是非常愛乾淨的、豐滿、圓滿、可愛、富足……端看我們如何聯想。

孩子眼神疑惑，因為他真的聽不懂

若以比喻的方式對亞斯兒說話，他可能滿臉困惑地望著你，無法理解你的意思。

這時，比起怪他看不懂或聽不懂意思，不如試著幫助他慢慢地理解，能使彼此的溝通比較順暢。

聽聽看，孩子希望我們怎麼說

問孩子：「你希望爸爸／媽媽／老師怎麼說？」

孩子不希望我們說出某一段話的時候，問問他，那麼他期待我們怎麼表達。

有些孩子可以很清楚地告訴你：「你就直接跟我說，房間整理乾淨比較舒爽。」「你可以說，定期整理房間，讓東西就定位，找東西會比較快。」

也有的孩子會聳聳肩，回答：「我不知道。」

面對這樣的回應，我們不妨想想，先列舉出爸爸／媽媽／老師可以怎麼說，至少不會引發孩子情緒激動，例如：

- 「你想現在整理房間？或是寫完功課再整理房間？」
- 「各位同學，請大家在放學前將抽屜收拾乾淨。」

同一個意思可以有許多不同的表達方式，這一點，其實我們大人也還在學習。

引導孩子練習解讀情緒線索

亞斯兒解讀表情線索的能力很弱。這是一種需要細膩觀察與分辨的能力，我們

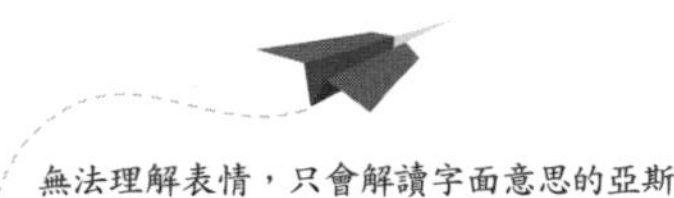

必須一次又一次地引導孩子練習。可以先鎖定以眼神或嘴角、口型作為例子。

比如不同的眼神，傳達的主要訊息不同，有些孩子需要一遍再一遍地練習判斷和解讀。例如眼睛瞪得大大的，與瞇瞇眼、斜眼、不時眨眼、閉上眼睛，這些反應的意義有什麼差別？

別繞圈子，少用比喻，直接傳達訊息

多向孩子傳達「直接」的訊息，有助於減少彼此在溝通上的誤解。

與亞斯兒說話，盡量別繞圈子，也盡量少用太抽象、迂迴的方式，因為他們不太能夠一下子就抓到關鍵與重點。

把自己真正想要告訴他的事情，直接傳達給他。例如：「房間保持乾淨，空氣較清新，也讓思緒較清明，精神愉悅，找東西可以比較迅速、確實，同學來到家裡時，也比較輕鬆自在。」

亞斯兒只懂字面意思，所以對他說話要明確

亞斯兒往往只理解字面意思。但常常文字背後的意義才是對方真正要傳達的。

太迂迴或太抽象，亞斯兒不容易在第一時間理解，常因此漏接別人要表達的訊息或會錯意。

例如老師規定不能在教室裡喝水。孩子拿起水壺準備要喝時，老師對他說：「你喝啊！」這時，孩子很容易誤解為老師允許他喝水。

若直接對亞斯兒說：「這裡不准喝水。」他會直覺地認為老師制止他、命令他，認為他做了不該做的事情，很容易因此被激怒。

為了避免無謂的衝突，我們可以很明確地告訴他：「Ａ教室是上課的地方。需要喝水或吃東西，可以在Ｂ教室。」讓孩子很清楚地接收到不同的教室可以做的事情。

單單「你喝啊」這句話，透過不同的說話方式、語調、語氣、表情、眼神與姿勢，傳達的意涵可能完全不同。有時是允許喝，有時是警告不准喝，但是字面上都是說「你喝啊」，這對亞斯伯格症孩子的判斷充滿挑戰性。

換一種說法，孩子較容易平靜地接受

與亞斯伯格症孩子對話，需要一次又一次地反覆練習。

例如考試結束的鐘聲響起，大家應該停筆，交出考卷，但是亞斯兒還在繼續寫。

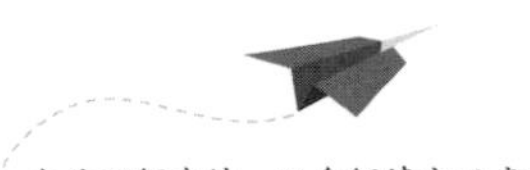

這時，如果告訴他：「請把筆放下，鐘聲已經響了。」這樣的訊息雖然很明確，但亞斯兒在接收上，很容易誤以為老師在命令他。

有人或許認為考試就應該遵守考場規則，怎麼能因為是亞斯兒就什麼事情都順著他。這確實有道理，孩子的確需要接受考場規定。不過，亞斯兒終究有其獨特的特質，使得他們在解讀訊息時，極容易會錯意。

讓我們想一想：怎麼說，孩子比較容易接受，同時維持情緒平穩？

● **這麼說有負面提醒的意味**：「同學們，考試時間到了，把筆放下，不要再寫了，交考卷。」「同學們，把筆停下來，有沒有聽到？不要再寫了。我再說一次，不要再寫了，把考卷交出來。」

● **這樣說更適切**：「同學們，考試時間到。請把考卷交上來。」「同學們，考試時間到。請把筆放下，把考卷交上來。」

亞斯兒聽到鈴響，還繼續寫考卷，關鍵在於亞斯伯格症的「固著性」。或許他是某一題還沒寫完，整個思緒卡住。有些亞斯兒沒有寫完考卷，我們很難順利地讓他把考卷交出來。

只懂字面意思的亞斯兒竟然也會騙人?!

在這裡，我想談談「欺騙」這件事。

可能有人疑惑：「我們不是希望孩子誠實嗎？欺騙有什麼好談的？」「只會直話直說、解讀字面意思的亞斯兒不要被騙就好了，需要談什麼欺騙？」

請大家在閱讀這段內容前，先將心裡的疑惑及對於欺騙的刻板印象放到一邊。

就孩子的發展來看，「欺騙」反映出一種非常重要的意義，關係到孩子的「心智理論」（Theory of Mind）能力。

日常生活中，幾乎時刻都會運用到心智理論能力。可以看成是我們心智的解讀能力，反映了一個人能否覺察自己的情緒、感覺、欲望、想法、信念、意圖等心理狀態，同時也能覺察他人的心理狀態。

亞斯兒普遍被認為心智理論能力的發展較弱。

先有了這層瞭解，接著來看孩子是否有能力推論、預測他人的情緒行為反應，比如自己如何說或如何做，對方可能隨之產生何種反應。

舉一個小故事為例：

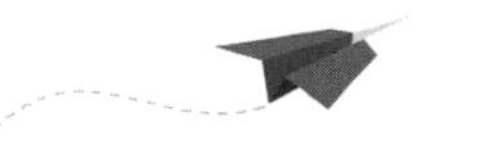

有隻兔子被野狼追殺。兔子非常緊張地跑向狐狸，氣喘吁吁地懇求：「狐狸，如果你看到野狼，請不要告訴他我躲在這個山洞裡。」

狐狸好心地點點頭。

兔子躲進山洞後沒多久，野狼真的來了。牠問：「狐狸，你有沒有看見兔子往哪個方向去了？」

狐狸手指著草原的方向，野狼道了謝，往草原狂奔而去。

躲在山洞裡的兔子大大鬆一口氣。狐狸也露出得意的微笑，因為他幫兔子解了圍。

將這個故事與亞斯孩子分享，有助於他明白就像狐狸和野狼，每個人因為經驗不同、扮演的角色等等不同，對事情的看法也會不同。

心智理論非常強調這種「錯誤信念」（false belief）。也就是說，狐狸明知道兔子躲在山洞裡，他知道當自己對野狼說兔子跑向草原，野狼可能會相信自己的話，而往草原奔去。事實也證明的確如此。

從道德上來講，欺騙很容易被刻板地認為是不被允許、接受的事。然而我們還是可以和孩子討論，當下的欺騙行為是被放在什麼樣的情境脈絡中探討。

孩子該不該學狐狸的行為呢？如果狐狸和兔子是好朋友，自然想為兔子解圍，牠得運用聰明的腦袋想想，如何讓野狼步入圈套。

問孩子：「假如用欺騙的可以救自己的好朋友，那麼我們要不要這麼做？」先別給所謂的標準答案，不妨先聽聽孩子怎麼說。

若發現眼前的亞斯兒也懂得欺騙，恭喜你，孩子的心智理論能力向前跨進了一大步！

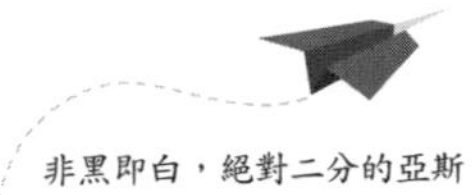

非黑即白，絕對二分的亞斯

「我想和大家一樣。我不想要別人看我的眼神怪怪的，我又不是怪胎。幹麼到輔導室？幹麼去資源班上補救教學？我不需要補救，自己讀就可以。我才不想去那個鬼地方。同學都不用去，為什麼只有我去？而且那裡的同學都怪怪的，一直在那邊笑，有人還不會走路，或是走路歪七扭八，像企鵝一樣。我跟他們本來就不一樣。」

佳涵想與同學獲得一樣的待遇，不想變成大家矚目的焦點，媽媽可以理解。但是每當要求她和大家一樣時，面對無法理解的課業、老師的要求和規定，佳涵的情緒常容易被撩撥起來。

老師也不時對孩子酸言酸語：「你不是口口聲聲說想和同學一樣嗎？既然這樣，數學考試成績不滿六十分得留校補考，你也得比照辦理留下來。」

佳涵激動地反彈：「我不要留下來。我為什麼要留下來？已經下課，放學了，我為什麼要留下來？」

「既然考這麼爛，你就到資源班去做補救教學。」

「我才不要去什麼資源班，我又不像那些人一樣是怪胎。」

「不然你這種成績要怎麼改善？除非你有本事把成績拉起來，否則理由一大堆，不想要別人用異樣的眼光看你，結果自己又做不來。你真的是矛盾！」

佳涵有「想要和大家一樣」的心情，很自然。但是這種「一樣」往往只是表面上的，如同老師所說，的確是矛盾。

希望考試方式比照同學，但是自己往往達不到這項要求。

希望老師看待自己如同一般生，但是當老師在課堂上有些規定，自己又不把老師的話當作一回事，拒絕老師的要求。

站在老師的立場，則是希望與佳涵的父母一次把話說清楚，哪些規定、哪些要求、應該怎麼處理，透過「個別化教育計畫」（ＩＥＰ）討論清楚。

「例如若她不想上資源班的課程，那就在原班，比照大家的規定。要是無法遵

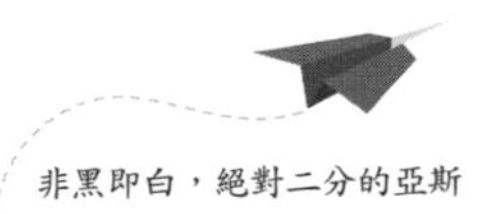

守班級規定，上課經常遲到、缺課，那就比照學校的規定，該記警告就記警告，一切按照規矩來。」導師心底如此堅持著。

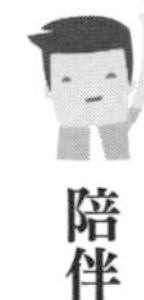

陪伴亞斯好溝通

對孩子的心情感同身受

孩子想要和同學「一樣」，並且期待被友善地對待。這樣的心情，我們可以理解，也必須理解。

同時，我們必須思考孩子對於「一樣」、「正常」的想法，是否存有偏執或扭曲，而導致持續陷入黑白二分的狀態。

我們要讓孩子瞭解每個人都有其優勢，但也有需要別人協助的地方。

找出轉圜的方式

融合教育所指的「融合」，並不是在普通班級裡，讓特殊學生與大家做同樣的事情、給他們同樣的要求，因為我們必須考量每個孩子各有其特別的身心特質。

在融合的嘗試上，我們要試著找出彼此都能接受的轉圜方式。例如孩子需要接受資源班的補救教學，但他在意只有自己上課時從原班抽離，同學的異樣眼神也讓他不大舒服。

想要協助孩子接受資源班的專門補救教學，但是被孩子拒絕，這一點有時令父母與老師感到困擾。

考慮到孩子很在乎他人的異樣眼光，可以和孩子溝通，也許採取早自習時提前到資源班教室，或者提前三分鐘從資源班下課，以避免從資源班出來時被其他同學看見。

此外，我們也需要積極地處理，注意班上的一般生對於特殊學生是否有不友善的反應。若同學能夠維持友善的態度，正面看待特殊學生接受相關輔導、資源班補救教學的情況，孩子也比較容易接受自己。

亞斯兒的需求是隱性的

一般人看亞斯兒常有疑問：看起來明明像正常人，為何享有這麼多特殊待遇？

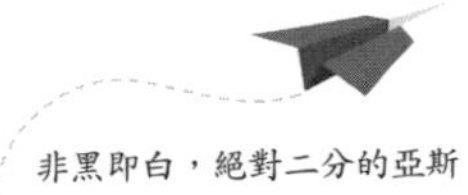

這也是普通班老師在班級經營上常面臨的質疑。同學們認為老師不公平，為何有兩套管教標準。

如果是腦性麻痺同學，大家會合理地去理解，並且自然友善對待，認為這樣的同學確實需要協助。相較之下，亞斯伯格症孩子的需求是隱性的，不容易被其他人理解。

練習「漸層」思考，培養彈性

面對以「二分法」思考的亞斯兒，和他們說話的時候，盡可能地少用這些字詞：「對」、「錯」、「好不好」、「要不要」、「及格」、「不及格」。

太強調這樣的二分法，很容易使孩子的思考模式更加兩極化。然而人與人之間的互動，許多事物是非常有彈性的，兩極化思考會使當事人非常辛苦。

我喜歡用「漸層」的角度來解釋，讓孩子透過漸層的概念，逐漸接受許多事物可以「漸進式地」有不同狀態。

以畫畫來說明，更容易讓孩子理解，例如在白紙染上紅、橙、黃、綠、藍等不同顏色，接著逐漸在這些顏色加上不同程度的白，讓孩子仔細觀察顏色的變化，像是紅色會漸漸轉為粉紅色。

面對亞斯兒的固著性，請少安勿躁

二〇二一年，長榮海運的貨櫃船「長賜號」卡在蘇伊士運河的新聞畫面，讓人印象深刻。**一旦「卡住」，只能抽絲剝繭地考量各種前因後果與狀況，一步一步慢慢地嘗試脫困。**

每一次的細微調整，就像新聞畫面中，與大船不成比例的小怪手在岸邊挖掘河道的沙子，並考量潮汐的變數，助船脫困。

最容易「卡住」的孩子，要屬亞斯伯格症與自閉症孩子，因為他們在想法、興趣、習慣或行為模式上，具有「固著」特質。

無奈的是，當孩子出現固著反應，許多人往往想要第一時間採取強硬的方式，硬要他們妥協，最常見的就是直接威脅和指責。不過這麼做，只會造成彼此更大的衝突與傷害。

尤其別忘了，泛自閉症孩子對於敏感的聲音、批評的字眼、強硬的態度和方式、太過激烈的語氣、巨大的音量或太過於嫌惡的表情，反彈是非常大的。

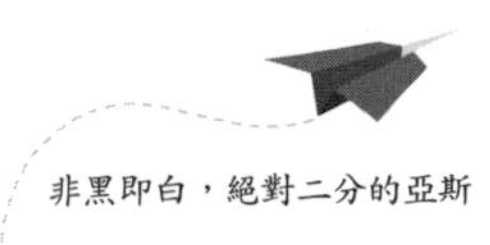

再加上泛自閉症孩子很容易以非黑即白的「二分法」看事情。一旦踩到他的地雷，將付出非常大的代價。

面對亞斯伯格症的「固著」，千萬不要用強硬的方式處理。無論是大人或同學，在與亞斯兒互動的過程中，最忌諱以激烈的態度或方式相處，否則很容易對亞斯兒產生極大的威脅壓力，認定你對他極度不友善。

打個比方，孩子不小心把手指頭插進椅子的小洞中，自己怎麼樣都拔不出來。在不讓孩子感到疼痛、手指不受傷的情況下，我們會以最輕柔的方式，緩緩地引導孩子把手指從洞裡移出，幫助他脫困；或是想辦法慢慢地把洞弄大，讓手指頭可以出來。我們不會用硬拔的方式，否則可能造成手指頭出現不可逆的傷害。

與亞斯伯格症孩子相處的道理也是相似的。面對孩子固著時，我們要避免採取強硬的方式，而是得動腦思考因應。

孩子陷入固著的狀態，實在令人著急，這時不只是孩子卡住，連大人也卡住了。平時若沒有先預設各種可能狀況，進行沙盤推演，很容易因焦急而做出錯誤的判斷，特別是太強硬地要求孩子改變，反而造成更劇烈的衝突。

以想像力化解亞斯兒的固著性

固著性強的亞斯伯格症孩子，想法沒有彈性，這點令許多父母和老師非常頭痛與困擾，不知該如何處理。

若對亞斯兒講道理，想要與他釐清某些事情，甚至糾正他，結果往往適得其反。

◎以「筆」為例的小遊戲

有個小遊戲，可以幫助孩子的思考變得更有彈性。遊戲道具很簡單，拿一張紙或一枝筆，或是任何方便取得的物品都可以。

● **遊戲開始前，請提醒自己：與亞斯伯格症孩子說話時，請先「套入關係」，用「我們」一詞作為開始。**例如：「○○，我們可以很聰明地把這枝筆變成各種東西。」

● **接著，請務必先示範，以幫助亞斯兒進入狀況：**例如一枝筆，可以把它想像成指揮棒、當成針筒打針、當作掏耳朵的棉花棒或避雷針，也可以是一把劍……所能想像的任何物品都可以，將這些例子一一說出來。

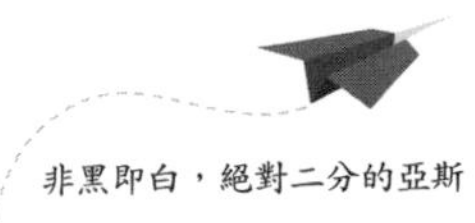

這麼做的目的，是要讓孩子瞭解對於一件事物，可以產生許多不同的想像。這樣一次、一次地，試著變出不同的花樣，將能逐漸鬆動亞斯兒的固著想法。

●**在和孩子分享時，請記得提醒自己**：一開始，我們要先說明眼前的物品原本的名稱，例如：「這是一枝筆。」

接著，讓孩子有一種想法：「我做了這件事情，會給自己帶來更大的好處（或者提升自己的能力，例如讓自己變聰明）。」

和孩子玩這個遊戲時，不要有任何批判。因為亞斯兒非常忌諱別人說他犯錯。更何況想像眼前的物品可以變化成什麼，這是天馬行空式的腦筋急轉彎，沒有絕對答案。

◎沒有絕對答案，但是可以有許多想像

生活中有很多東西可以這樣玩，比如一張紙可以變成什麼？也許摺成一架紙飛機，揉成一團變成球，或是放在頭上當陽傘、遮雨棚，當成扇子搧搧風，或是把它變成一道牆，擋住彼此的視線。**沒有絕對答案，但是可以有許多想像。**

若孩子允許自己面對一件事情，發揮許多想像力與可能性加以解讀，便比較不

容易固著於同一個概念，跳脫不出。

再次強調這個練習的主要關鍵，是讓孩子逐漸跳脫對於事情只有單一看法的固著，能夠逐漸接受其他的多元解釋與看法，變得更有彈性。

學習「天馬行空」，鬆動固著性

與亞斯兒對話，有時我們會覺得他講的內容天馬行空，聽不懂他在說什麼。其實亞斯伯格症孩子往往說得非常專業、注意細節，只是由於我們缺乏相關主題的基本常識，因而聽不懂他所講的。他們不見得是亂說一通，而是我們不甚瞭解。

「天馬行空」倒是可以用來調整亞斯兒的固著性，增加思考的彈性，並且有助於接受各種可能的組合。

我們先天馬行空地舉各種例子，例如：「我看見老虎在天上飛／在水裡游。」亞斯兒一旦理解這個玩法，接下來很容易便能舉一反三，依此類推，比如：「我看見一輛特斯拉在天上飛／在水裡游。」

與孩子一起學習，接受各種想像的可能吧！別吝於發揮想像力，這有助於我們的思考更有包容力，可以接受各種刺激，產生各種異想天開的腦力激盪。

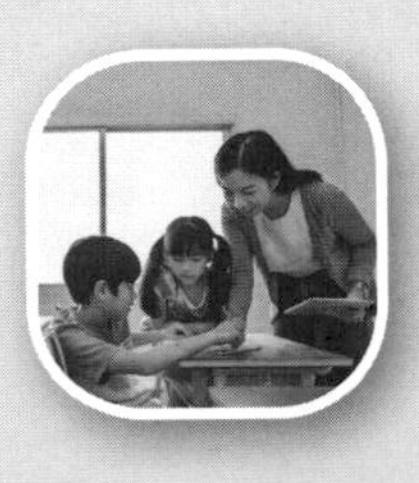

第五章

引導亞斯兒調整態度，擺脫自我中心

想要就要，不順己意就發飆的亞斯

「誰叫你把網路關掉的？你們憑什麼設定時間管理軟體？我要上網，現在把網路打開。給我密碼，我現在要用，把網路打開！」振霆要上網時，發現爸媽設定讓網路斷線，頓時對媽媽發飆。

「你已經用很久了。整天都盯著電腦螢幕，不擔心眼睛瞎掉嗎？」

「我的眼睛是我的，我自己負責，自己管理。你不需要管那麼多！把網路打開，把時間管理設定解除，我現在就是要上網，你到底有沒有聽見！」振霆說話的音量愈來愈高，愈來愈尖銳。

丈夫不在家，而媽媽首當其衝，得獨自承受孩子的不滿與憤怒。

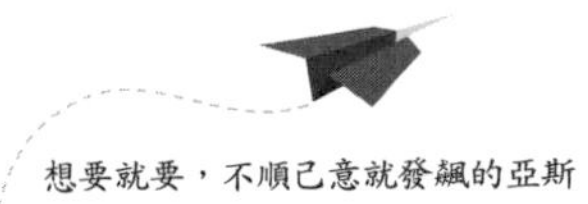

她推說：「我不知道密碼。密碼是你爸爸在管的。」

「你打電話給爸爸，問他密碼是多少。我現在就要上網，別再囉嗦，不要浪費我的時間！到底聽到沒？」振霆說著，抓起沙發上的一個抱枕砸到地上。

「休息一下會怎樣？等爸爸回來再用就好了。」

「我不管，我現在就是要用！你到底聽到沒？如果密碼讓我知道，你們就完蛋了，我一定要把密碼改掉！」

為了減少孩子使用網路的時間，爸爸特別申請時間管理軟體，好處是可以遠端控制，並且有效地限制孩子上網的時間長度。

然而，這麼做卻為媽媽帶來極大的麻煩與困擾。爸爸不在家，振霆就把矛頭指向媽媽，最後承受苦果的都是她。

「我再提醒你一次，現在馬上就打電話。要是你不打，那我就直接打。」振霆威脅。

媽媽趕緊勸說：「你爸爸在加班，不要打電話煩他，免得他回來又發脾氣。」

振霆一聽，二話不說就把手機砸向沙發，讓媽媽捏了一把冷汗。上個月不順著他，結果他直接把手機砸到地板上，到現在都還令她餘悸猶存。該不該妥協，打電話問丈夫密碼？媽媽陷入兩難。

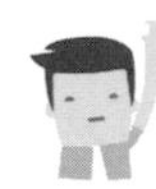

陪伴亞斯好溝通

保持冷靜地凝視孩子

面對亞斯伯格症孩子表現出「我要就是要」，父母該怎麼回應？首先切記：不要爭辯，也不要使用否定句。

不過，這不表示我們得滿足孩子的索求。

孩子一直吵、重複說著要求，就像唱盤壞了跳針一樣，聽得父母感到煩躁，心裡有股怒氣就快噴發——但特別是在這種時候，請少安勿躁。這時，「冷靜」一定是最好的狀態。

你可能在想：「如果我不約束他，他冷靜不下來啊！」其實你愈想要約束，孩

子愈無法冷靜。

面對亞斯的激動情緒，父母優先維持冷靜、減少言語刺激是非常重要的，這有助於讓孩子的情緒先緩和下來。但是這一點，許多父母、老師很難做到。**要讓孩子冷靜，最好的方式就是「不要有刺激」**。關掉我們所給的刺激、關掉周圍的噪音，也讓其他閒雜人先別過度給予刺激。

若孩子不達目的不罷休地持續吵鬧，父母請保持冷靜，先不說話，看著孩子，儘管此時心中的怒火正燃燒，但表情可以柔和些。

這時，我們也可視當下的情況來評估下一步怎麼走，先從思考孩子的要求是否合理開始。

思考孩子的要求是否合理

面對父母只是靜默地注視自己，對自己的索求沒有明確回應，有的孩子的確會漸漸變得安靜，適合進一步地開啟討論。

例如：「我們可以想想，每次上網多久就讓眼睛休息一下。」「時間管理的設定，我們等爸爸下班回來再一起討論。」

有的孩子則會繼續反覆地說：「我要就是要，我要就是要，我要就是要……」甚至出現更激動的情緒，例如把眼前的東西掃到地上、狂摔東西，甚至抓著爸媽的肩膀搖晃不停。

許多父母感到為難，擔心這次答應了，下一次孩子會再要，變得像迴圈要個不停。有時覺得自己像被勒索般直接墜入陷阱，常與孩子的索求妥協。

到底要不要答應孩子的要求？我們不妨**先思考這個要求是否「合理」**。假使認為是合理的，再判斷他提出要求時，說話的口吻、語氣、語調、態度、使用的字眼等，是否符合你的期待，還是充滿著情感威脅、情緒勒索。

轉換話題，轉移注意力

孩子一再要求，但如果我們確定不答應，可以適時採取轉移的方式，切換話題，比如聊聊孩子感興趣的其他事物，或是完全不相干的事情，並且進一步地觀察孩子的情緒有無被轉移開來。

因人而異，這個方法對一些孩子滿有效的，但有的孩子聽了更生氣，認為：「我在跟你說話，你竟然給我扯東扯西，到底有沒有尊重我？」「我在跟你講要玩手

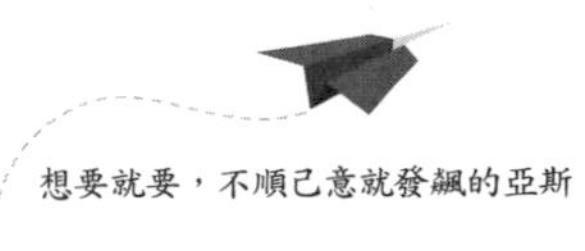

機，你幹麼跟我閒扯淡，聊什麼電動車的五四三。」也有些孩子會很清楚地直接告訴你：「不要給我轉移話題，回答我的問題（其實就是要你直接滿足他的要求）。」

「給？不給？」你的顧慮與考量

請想想：面對孩子直接索討，我們拒絕或給予的同時，內心浮現了什麼顧慮？你可能是想：「不答應的話，孩子情緒一上來，發脾氣怎麼辦？」「如果就這樣給了，以後會不會沒完沒了？」

請進一步自問：「孩子發脾氣，我們有什麼好擔心的？」「孩子動不動就索討，我們有什麼好煩惱的？」

你可能是想：「擔心他會傷到自己，也傷了別人，或妨礙鄰居的安寧。」「現在是吵著要上網，哪天該不會吵著要現金、房產、地契。」

切忌動手動腳

面對孩子試圖自傷，**「安全」一定是第一考量**。若孩子激動得想要打自己的頭，我們可以環抱住孩子，以減少他打頭傷害自己為原則。**切記：不要用手直接抓住孩子的手腕，這樣他會更掙扎。**

如果孩子出現攻擊行為，例如摔東西，這時仍然以「安全」為第一優先考量。過程中，先不要對孩子大聲斥喝，以免更激怒他。亞斯兒的情緒一旦被激起來，很容易失控，而使整個狀態變得更混亂。

當孩子激動得衝過來時，我們可以用雙手擋住，必要時也可以抱住他。但是仍然要提醒自己：在這個過程中，不要說話。

回想一下，孩子以往的激動情緒如何收場

回想一下：過去當我們沒有滿足孩子的要求時，面對他的激動情緒，最後是如何收場的？特別是孩子在心情平穩後，有哪些情緒反應？

有些孩子可能會放低姿態，輕聲細語地向爸媽說「對不起」，認為自己做錯了事，請求爸媽原諒。當孩子做出這樣的反應，我們接受道歉，但是不等於馬上又要滿足他所想要的。

尤其要秉持一個原則：孩子的情緒行為反應不適當時，我們絕對不輕易妥協。

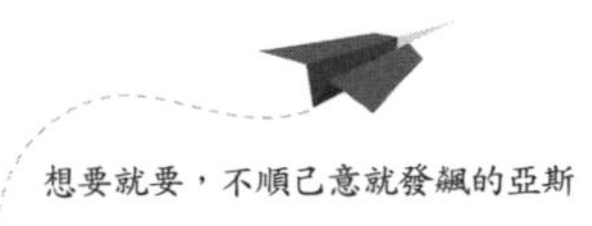

若孩子繼續無理取鬧，經過考量，確定當下他是安全的，我們就馬上離開現場。如果家中有其他大人在，總是被孩子情緒勒索的那個人可以選擇離開。

可以在孩子情緒較平穩的情況下，很明確地讓他知道，他可以怎麼說、怎麼做，讓孩子瞭解我們的遊戲規則，以及人與人間的互動方式。

孩子需要建立良好的溝通和表達方法、適當的社交技巧、學習人際互動，以及對於自己想要及需要的，做出陳述。要練習說服對方，而不是以情緒勒索對方。

「想要」與「需要」的拿捏

關於孩子的零用錢，到底是採取定期定額、不定期不定額，還是孩子要的時候就給？或是根本不需要給，因為在日常生活中，我們早就滿足了他們。

考量這些「給予」的方式時，得先回歸到一點：對於孩子來講，零用錢有什麼意義？

◎給零用錢的目的

一般而言，給孩子零用錢是認為孩子有些錢在身上，可以自由運用。但除了表面看得見的消費之外，還可以進一步地思考：是否能透過零用錢，讓孩子學習到「想要」與「需要」的差別，以及零用錢的獲取絕對不是理所當然的事。

並非要強調父母工作很辛苦，賺錢不容易（雖然大部分是事實），而是孩子需要思考自己拿到的零用錢到底是怎麼來的，以及父母是否有義務給零用錢。

◎守住界限，拒絕孩子的情緒勒索

不妨與孩子針對零用錢的事展開討論。可以問孩子：「你能不能說服我，為什麼我們要給你零用錢？」

無論是說話方式、語氣和用字遣詞，孩子要以適當的態度，合理地說服爸媽。絕對不接受孩子用哭鬧、威脅、不給就尖叫、摔東西、辱罵三字經，甚至於動手等情緒勒索的方式索討。這是不能跨越的界限，不管再怎麼樣，我們都不能輕易妥協。

請努力守住這條界限，將情緒勒索擋在門外，否則到頭來只會讓自己招架不住：孩子只要隨時啟動情緒勒索，你就得乖乖地親手奉上零用錢，還包括日後令你無法想像的其他狀況。

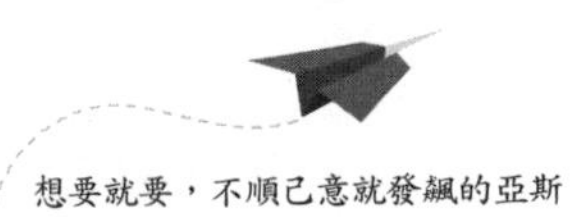

◎左右兩列，寫下「想要」與「需要」

孩子在努力說服我們的過程中，連帶地會思考自己做了什麼事、有什麼表現，值得零用錢獎勵，以及想把零用錢用在什麼地方，比如買鞋子、手機或遊戲點數，或是手搖飲料，和同學到速食店、咖啡館或便利商店等。

這是一個讓孩子思索「想要」與「需要」的絕佳機會教育。**請孩子在一張紙中間畫一條線，左邊寫「想要」，右邊寫「需要」，接著把自己可能花費零用錢的內容，分別依「想要」與「需要」列在線的左右。**

例如鞋子破損、鞋底磨平，孩子要買一雙球鞋，關鍵在於要愛迪達、Puma，還是Nike的限量聯名款。同樣是要，新球鞋是「需要」，但買什麼品牌的新球鞋是「想要」。

◎「需要」優先支出，並且占絕大多數比例

想要的並非不能買，而是孩子必須考量自己有多少錢可以運用。並不是存款多了，就可以任意揮霍。

讓孩子瞭解，**「想要」與「需要」可以有不同的比例，只是「需要」的部分要優先支出，並且占絕大多數的比例。**比如百分之八十是「需要」，百分之二十是「想要」；或百分之七十五是「需要」，百分之二十五是「想要」。比例可視孩子的情況調配。

我們給孩子零用錢，也是希望孩子能從小養成金錢管理觀念。孩子還沒辦法開源，但是可以學習節流，將零用錢花在刀口上。

難以被要求，不喜歡被命令的亞斯

「小磊，站起來，讀第一段。」

國語課時，老師點到小磊念課文，但小磊坐在椅子上，毫無反應。

老師放大音量，說：「小磊，你有沒有聽到老師說的？站起來，把課本翻到第七課，從第一段開始念。」

小磊仍然不為所動。

「小——磊，我在跟你講話，你有沒有聽到？」

老師的語氣又加重些，但小磊仍然不做任何反應。

「你這孩子到底怎麼搞的？有沒有把我的話當作一回事！」

同學們議論紛紛：

「小磊，你膽子真的很大，竟然不聽老師的話，真的很大牌喔，皮在癢。」

「嘻，老師，你拿他沒輒耶。」

「老師，不然我來念好了。」

「老師，加油加油。」

在全班面前叫不動小磊，讓老師深感沒面子。「我再警告你一次，你再不站起來念，就不要給我下課。」

他決定硬碰硬，卻像一拳打在棉花上，小磊就是不回應。

「你不要以為我做不到！」老師愈講，氣勢愈弱，但實在心有不甘，氣憤地說：「別以為你有亞斯伯格症就有什麼大不了！大家都一樣，我就不相信什麼亞斯不亞斯就不用站起來讀課文。」

尷尬的氣氛籠罩著教室。老師騎虎難下，實在不知道該不該繼續與小磊耗下去。

這時，他注意到小磊眉頭緊縮，板著臉，緊握著雙拳用力敲擊大腿，口中發出「呼—呼—」的聲音，彷彿山雨欲來的前兆。

老師提高警戒，心想：「這盤棋到底該怎麼下？繼續要脅？妥協和放棄？還是

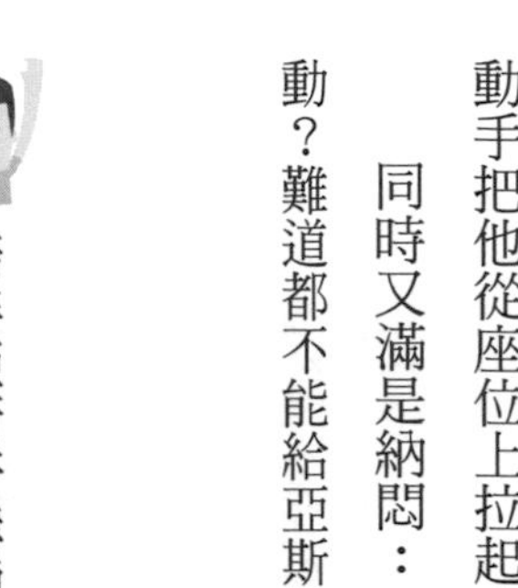

動手把他從座位上拉起來？」

同時又滿是納悶：「為什麼這孩子就是不把我的話當一回事？為什麼老是叫不動？難道都不能給亞斯伯格症孩子命令嗎？」

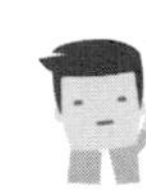

陪伴亞斯好溝通

「亞斯」等於禁止要求嗎？

對於「被要求」，亞斯伯格症孩子會有很大的反彈，這也是一個令許多父母與老師頭痛的燒腦問題。

日常生活及學校的學習中，有許多事情，孩子得按照規矩來，或是我們會要求他在規範內行事，不能自己想做什麼就做什麼。但如此很容易引發孩子情緒的反彈而變得激動，甚至暴怒。

不過大家先別氣餒，一旦與亞斯兒建立起關係，若對他有所要求，他就比較容易接受。

漸進式地調整，避免兩敗俱傷

可能有人這麼想：「這樣說來，難道不能對亞斯兒有任何要求，就只能順著他們？那怎麼行。孩子終究還是生活在團體的社會規範下，許多事並非他們要怎樣就可以怎樣的。」

我一再強調，並不是這些孩子不能溝通、不能要求或不能命令，而是我們要仔細地覺察自己的說話方式。**太過於強迫的模式，非常不適合用在亞斯伯格症孩子身上。**

每個孩子的身心特質有其特殊性，對於他人社會情緒刺激，反應比較敏感、強烈的亞斯兒來說，如果他的情緒會不斷被某種特定方式引爆，而我們卻繼續使用，可能使情況惡化。

或許也有人這麼想：「我們還是必須有所堅持啊，孩子終究得學習妥協。」

的確，亞斯兒也需要學習妥協，但是對亞斯兒的堅持是有方法的，不妨設定成我們希望孩子能夠「逐漸地」接受社會規範。

再次強調是「逐漸地」，而不是一蹴可幾或強硬要求，這麼做只會造成玉石俱焚，兩敗俱傷。

我們真的需要權威嗎？

老師難免這麼想：「如果我連一個孩子都叫不動，其他學生會怎麼看我？」

有時班級經營讓老師深感壓力，因為遇上了亞斯兒，自己的班級經營策略往往會碰壁。

讓我們想想：在班上，我們想要營造的氣氛是權威？還是孩子受尊重的氛圍？再進一步思考：若我們要捍衛自己的權威，內心到底在期待什麼？當立場調換，你會希望眼前的人充滿權威嗎？

面對太過於權威的對象，有些孩子會畏懼，能迴避就迴避，這時就談不上什麼關係了。有些孩子則選擇挑戰你的權威，捍衛自己的主權，比如對立反抗，但這樣的班級經營情況令人心累。

展現權威絕非聰明的選擇

想要達到目的，真的有許多不同的選擇方式，不一定非得如何不可。

仔細想想：我們下達指令，最終目的是希望孩子做他該做的事？還是只為了展現權威，讓孩子服從行事、配合要求，捍衛我們的主導權？

如果用「要求」的方式只會引發慘烈衝突，那麼絕對不是聰明選擇。

當黑羊與白羊在獨木橋上相遇……

在家裡，最怕遇到親子雙方都要求對方「你得按照我的方式做」。就像黑羊與白羊在獨木橋上爭個你死我活，這種零和競爭，最後一定有一方慘敗。

更何況，別忘了亞斯伯格症孩子的「固著性」是很強韌的。

孩子會「複製、貼上」你的強硬態度

我們怎麼對待孩子，他們自然會如法炮製。對孩子來說，將我們的教養模式「複製、貼上」，是最快速又方便的方式。

在家裡，爸媽若選擇用命令及權威的方式，「我叫你這樣做，你就得這樣做，非得按照我的方法不可。」時間久了，孩子耳濡目染，也會比照你的方法，按照你的模式回饋給你，形成這種狀況：他想怎麼做就怎麼做，父母得聽他的。

在學校，孩子與老師的關係及老師的班級經營，久而久之也會變成這種狀態。

鑑別「自我中心傾向」與「亞斯伯格症孩子」

到底孩子是有亞斯伯格症傾向？還是自我中心很強，想做什麼就做什麼，不管他人與團體規範，對於大人的要求無所謂，不在乎別人的感受？

我們先嘗試在這兩者之間進行鑑別。

◎特質

首先要考量，亞斯伯格症的診斷主要包括「固著性」及「社交困難」兩大關鍵因素。傾向於亞斯伯格症的孩子，社會情緒的溝通與表達比同齡孩子困難。亞斯兒在解讀社會情緒的線索方面，很容易「失真」，而常有錯誤解讀，進而引起強烈的情緒反應，同時察言觀色的能力很弱。

但是，單純是自我中心很強的孩子，對於社會情緒線索的解讀不一定有困難，也不見得有溝通、表達的問題。

簡單來說，亞斯伯格症孩子給人的刻板印象，就是覺得這些孩子「很怪」。而這種所謂的「怪」，主要是來自於固著性與社交困難。

但是自我中心很強的孩子，卻給人一種太過精明的印象，甚至於把大人吃定了，想要支配、掌控，並且不配合、不聽從指令，想要挑戰與違抗。

◎相處

雖然這兩種類型的孩子都讓大人很頭痛，但是與亞斯伯格症孩子在相處上異常困難，這道高牆，源於社會情緒的訊息似乎無法有效地在彼此之間流通。也就是說，面對亞斯兒，我們不斷與他爭辯、討論、講道理，但真理是愈辯愈不明，愈辯，亞斯兒愈火大。

可是單純地自我中心強的孩子，往往不在乎行為的後果。也就是說，不管怎麼處罰他，都只是隔靴搔癢，引不起太大的反應。這樣的孩子很清楚大人的想法、大人為何堅持，也懂得如何讓大人妥協。他很清楚地知道底線在哪裡，很瞭解花費多少力氣，自己就可以為所欲為。

自我中心強的孩子呈現的是「態度」問題。亞斯伯格症孩子呈現的則是「固著性」與「社會情緒困擾」。

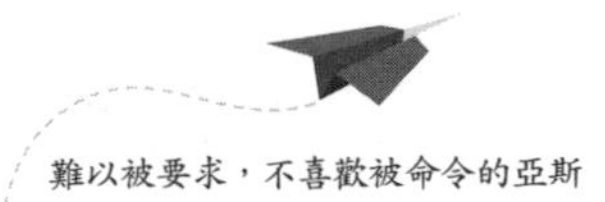

◎應對

面對懂得察言觀色，不理會大人與團體規範的自我中心孩子，我們要思索的是：為什麼面對這樣的孩子，我們如此輕易便妥協與放棄。

關鍵在於「界限」。我們必須明確地設下界限，並且讓孩子清楚地認知這一道界限。

孩子必須在團體中學習應有的規範與界限，一旦越界，就得承擔應有的代價，這使他能學到要在乎自己行為的後果。讓孩子知道要掌握好行為的分寸，調整自己的行為模式與態度，並非每個人都吃他那套，他不能夠為所欲為。

使用「我們」一詞，與孩子站在一起

對於亞斯兒，建議將「要求」的說法化為「我們」，讓孩子覺得是「我們一起做」。

有人會問：「明明是孩子自己要做的事，為什麼我得跟著一起做？」

其實用「我們」一詞，主要在讓孩子減少感到被要求的情緒反彈。因為「我們」這個詞可以拉近關係，使彼此親近，讓孩子感到身旁的大人與他站在一起。

親子關係的維繫需要一次又一次的親子緊密互動，更何況亞斯兒非常在意彼此「是否有關係」。本書中，我不斷強調的主軸之一，正是當亞斯兒接受我們，接下來的事情一切好談。以收拾房間為例子：

◎先試著把房間劃為A、B、C、D四個區域

這麼做是因為把眼前的事情劃分成不同部分，可以減少孩子面對要求時，可能產生的壓力與抗拒。小範圍能夠完成的機率，高於得一口氣整理一個大房間。

◎接著給予「二選一」的選擇

「○○，**我們**一起將房間整理整理，看你要先收拾玩具（整理A區），還是先整理書桌（整理B區）。」讓孩子二選一，並且透過「我們」的說法，引導孩子降低被要求的壓迫感，感覺被尊重，以及可以自己做決定。

◎整理房間時，可以播放孩子喜歡的音樂，使收房間成為一種愉悅的活動

播放的音樂，同樣讓孩子從中選擇：「你想要聽宮崎駿，還是交響樂？」

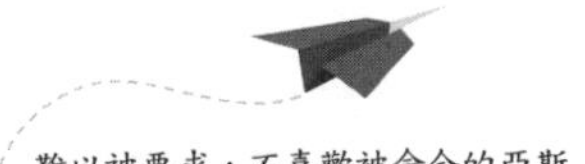

或許你有疑問：整理房間是孩子個人的事情，為什麼要父母幫忙？事實上，關鍵在於「行動」。一開始與孩子一起做，就像用一把鑰匙啟動這件事。亞斯兒一旦被啟動，願意做下去的動機及範圍會逐漸加大。譬如原本設定整理四分之一，最後他可能收好了二分之一的範圍。

亞斯兒有時是因為與我們的關係尚不成熟，因而對於我們的要求，選擇拒絕或不予理會。

如果你與亞斯伯格症孩子建立了好的關係，他的配合度是非常高的。你對他說的話，雖然他不至於百分之百照著做，但是大部分他都會聽。

「擁有好的經驗」對亞斯兒很重要

對於亞斯伯格症孩子來說，「擁有好的經驗」是非常關鍵的一點。

順利完成一件事，孩子便獲得一回好的經驗值，擁有成就感、滿足感，或是感到自己有能力，認為眼前這件事情是簡單、容易上手的，難不倒自己。

被糾正、被要求認錯就發飆的亞斯

「你那是什麼態度？做錯事情道歉是天經地義。說『對不起』有那麼困難嗎？明明是你把欣瑤的眼鏡撞掉，為什麼不承認？難道她的眼鏡會自己從桌上掉下去？」

「不是我，跟我一點關係都沒有。我就是坐在我的座位上，就只有坐下來而已。我哪知道她的眼鏡掉在地上？不要說是我弄掉的。」南平回話的尖銳語氣讓老師不甚舒服。

圍觀的同學們憤憤不平地說：

「明明就是你，還狡辯！」

「對嘛，每次做錯事情都不承認，以為發脾氣、愛生氣，人家就會算了。」

「老師，你不能再這樣讓南平為所欲為。」

老師再問：「好，現在大家把問題說清楚。欣瑤，你再講一次，眼鏡是怎麼掉下去的？」

「我剛剛想讓眼睛休息一下，就把眼鏡拿下來，放在桌上。可是南平他坐下來時，手臂碰到我的桌子，害我的眼鏡掉在地上，鏡片都碎掉了。我回家該怎麼辦？一定會被爸爸罵的。」欣瑤邊說，邊掉著眼淚。

南平反駁：「眼鏡本來就應該要戴在臉上，是欣瑤自己把它放在桌上。我就只是坐下來。」

欣瑤指責：「就是因為你坐下時太大力。如果你的手臂沒有撞到我的桌子，我的眼鏡為什麼會掉？」

「不是我，不是我，不是我，跟我沒關係，是欣瑤自己沒有把眼鏡戴在臉上的。不是我！不是我！不是我！不是我——」南平把尾音拉得好長好長，同學們覺得刺耳，摀著耳朵。

南平突然站起來，向前衝，把圍在座位旁的同學們推開。大家重心不穩而跌倒，氣得大叫：「哎喲，好痛！」「你幹麼推我？」「南平，你神經病啊！」

見情勢變得愈來愈混亂，一發不可收拾，老師心想：「再這樣鬧下去還得了？

接下來大概都沒辦法上課了。」

這個局，到底要怎麼收？

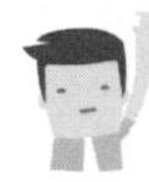

陪伴亞斯好溝通

亞斯兒對事情是「選擇性關注」

亞斯伯格症孩子看事情傾向以自我為中心，無法跳脫自己的立場，從別人的角度思考。雖然也注意周遭情況，卻是選擇性的，缺乏周延而全面的關注，有時容易有錯誤的理解。

亞斯兒做出不適當的行為，我們與他討論時，試著給他機會，讓他清楚地說出自己在那當下的行為模式。先聽他怎麼說，不批判、歸咎或指責他做錯。

與亞斯兒談話，避免現場圍觀

與亞斯伯格症孩子討論事情時，避免現場有太多人圍觀。因為刺激過多，往往使亞斯兒一時無法消化訊息，很容易感到緊張、焦慮，導致腦中一片空白，不知道該做何回應，接著情緒容易由此引發，出現過度的強烈情緒反應，使情況變得更複雜。

忌諱與亞斯兒當面對質

千萬不要選擇在課堂讓同學們當面對質，這對於亞斯兒具有極可怕的殺傷力。對方咄咄逼人的言語刺激，亞斯兒很難招架得住，而這只會激怒他，使關係變得更僵。

請貼心地私底下詢問

然而，老師很想要釐清及瞭解事件的來龍去脈。建議不妨私底下逐一去找當事人，聽他們各自表述。對話過程中，聚焦在孩子身上，聽他說他在什麼時候、說了什麼話、做了哪些事。

有的孩子可能無法完整敘述，或是迴避話題，又或者以很籠統的方式回答，另外也常見聳肩或直接說他不知道。

有時候，明明具體證據明擺在眼前，亞斯兒卻直接否認所作所為，令你怒不可遏地想：「這孩子竟然睜眼說瞎話。」其實**孩子不完全在說謊，而是亞斯兒對於社會情緒線索可能有錯誤解讀。**

這麼說不是幫亞斯兒找理由推卸責任，而是我們可以先保有這樣的瞭解，對待亞斯孩子比較合理與適切。

是否得認錯？

強調孩子做錯了事情，並不等於他就懂得怎麼做。更何況，當亞斯兒被指責、糾正、怪罪做錯了，情緒很容易被激怒，只會使情況惡化。

我們期待亞斯兒改變，乾脆就直接引導他怎麼做，做出當下適當的行為，問題自然迎刃而解。

同理練習：「假如我是亞斯……」

試著想像一下：如果我是亞斯，我會如何看待、解讀眼前的事情？

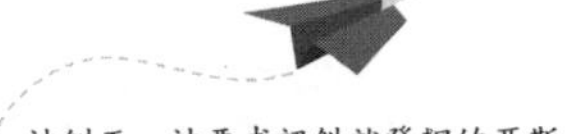

你可能會笑說：「拜託，我又不是亞斯，哪能想像他在想什麼。」重點正在此，我們不會是別人，但我們可以試著揣摩，試著站在對方的立場去理解他。

也可以讓一般生試著站在亞斯兒的角度思考，以他對於亞斯伯格症孩子的瞭解，揣摩他們的心情。或許一開始有很大的落差，但是沒關係，一步一步來。藉由這樣的練習，將能逐步地對亞斯伯格症孩子形成合理認識。

提供機會，讓亞斯兒看見同儕的正向示範

亞斯伯格症孩子並非對別人不感興趣、自以為是或不想交朋友。在有共同興趣與被友善接納的情形下，亞斯兒依然有交朋友的意願。**如果我們願意提供這樣的情境、這樣的機會，孩子就有改變的可能。**

讓亞斯兒有機會看見其他同儕的正向示範，譬如：常說「請、謝謝、對不起」；排隊輪流玩溜滑梯；眼睛看著對方微笑等。並且分享他所看到的，就像在解說一部影片。我們可以先示範，舉例說明朋友之間如何對話，會有什麼表情、什麼樣的行為和動作。

面對「犯錯」，ＡＤＨＤ與亞斯需要的協助不同

鑑別「注意力缺陷過動症」（ＡＤＨＤ）與亞斯伯格症，有什麼重要性？**診斷是一種「溝通」**，幫助我們很清楚地瞭解孩子的身心特質，我們就能夠較清楚地找到相對應的陪伴方式。

◎ＡＤＨＤ孩子需要經歷「認錯→自我反省→行為後果」的過程

ＡＤＨＤ孩子若犯了錯，需要認錯，由此覺察自己的行為模式，釐清在哪個時間點、透過什麼方式犯錯，以進行後續修正。ＡＤＨＤ孩子因衝動及專注力缺陷，很容易對自己犯的錯缺少覺察，而很難進行後續的自我控制。

同時，也要讓ＡＤＨＤ孩子思考和反省自己的所作所為。「思考」對他們來說是比較困難的事，他們不太愛思考，也很少思考，問題因而容易在原地打轉。

由於ＡＤＨＤ孩子處於缺乏自律、仍停留在「他律」的階段，因應犯錯行為，要有一個他會在意的後果，以作為後續改善行為的動機。

簡單來說，**ＡＤＨＤ孩子需要經歷「認錯→自我反省→行為後果」的過程，接下來才能習得良好行為模式。**

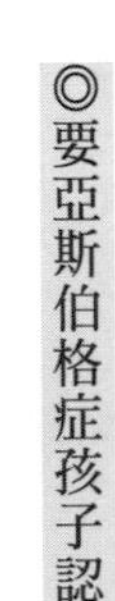

◎要亞斯伯格症孩子認錯，是踩了大地雷

對亞斯伯格症孩子，我們是否也比照辦理，要求他認錯？對此，我持保留意見。亞斯兒犯了錯，我們也希望他最終能從錯誤中習得良好行為模式。以此為前提，必須考量亞斯伯格症孩子的身心特質，找到一種最適切的方式。

首先，**「要求亞斯兒認錯」就是先踩了一個大地雷**。如果接觸過這群孩子，便知道他們非常忌諱被人說他們做錯事。一旦踩到這個地雷，孩子往往變得非常激動。

由於亞斯無論對人、事、物都以「二分法」看待，要求他認錯，很容易被他歸為所謂「不友善」（黑）的那一類，接下來你對他的所有要求將起不了作用，他不會配合你。

那麼，若要求亞斯兒反省呢？問題來了，首先，孩子是否把你當成一回事，是否把你當成「人」看待？與亞斯伯格症孩子之間要「有關係」，他才有可能接受你的要求，否則他不可能聽你的話。

另一點要考慮的是，犯錯後要面對錯誤、承擔自己的行為後果，這一點原本理所當然，然而這麼做，又踩到亞斯伯格症孩子的一個大地雷，孩子更容易變得歇斯底里。

◎引導亞斯兒漸進式地改變

讀到這裡，我想有人會問：「難道我們都得順著亞斯兒？他們都不需要改變嗎？」

關於這個疑問，還是要回到這一點：亞斯兒也需要改變，可是他們需要很長一段時間漸進式地改變。

在這個過程中，我們扮演著「引導」的角色，引導孩子逐步達成最終目的：習得良好行為模式。

在此提醒大家，與亞斯兒對話時，盡可能以「我們」代替「你」。例如教孩子告訴對方：「**我們**可以告訴他，我不喜歡你這麼做，請你尊重我，別任意碰我，請跟我保持一段距離。」

用「我們」的說法，孩子會感覺你和他是同一陣線，他更能聽進你的話，學習解決問題的良好方式，不再像過去直覺地以拳頭對人。

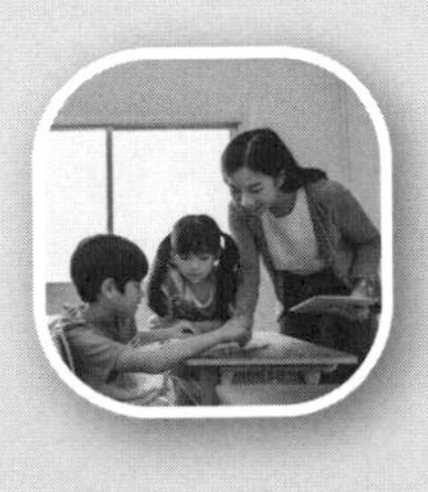

第六章

讓亞斯兒平心靜氣，減少負面情緒

觸覺敏感，不喜歡被碰觸的亞斯

「你幹麼打我？」文昀問成福。

成福說：「誰叫你不站過去一點。」

「拜託，老師要我排在這裡耶。我是礙到你是不是？」文昀覺得莫名其妙。

成福回說：「你離我太近了，而且剛才你的手指頭碰到我的手臂。」

「我們在做熱身操。我是故意的嗎？」文昀被惹毛了。

成福說：「那邊的空間那麼大，你為什麼不過去一點？」

「你有沒有搞錯？我本來就排在這裡。那你為什麼不去旁邊？」文昀超不高興。

「反正你就是碰到我了。」成福說。

小紫勸文昀：「好了，我們不要跟他計較。他根本就是怪胎一個。上次排隊量體溫的時候，我莫名其妙被他打。我排在前面，他也是怪我碰到他。我排在他前面耶，怎麼碰得到他？明明是他太靠近我！」

婷娟補充說：「生人迴避呀！你們不知道嗎？靠他太近，自己會倒楣。」

三個人瞪著成福，同時移向一旁，免得又莫名其妙地被成福打。

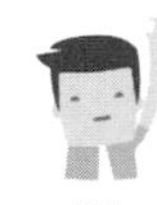

陪伴亞斯好溝通

與亞斯兒保持安全距離

我常提醒大家，對於身旁的亞斯伯格症孩子，沒有經過他的允許，絕對不要碰他，因為亞斯兒對於身體的觸覺非常敏感。

有人可能會問：「亞斯兒不喜歡被觸碰，那他為何總是去碰別人？」

事實上，**亞斯兒之所以太靠近對方，是因為他無法充分瞭解對方的感受。但是相反地，當我們觸碰亞斯兒，一方面因社交距離太近而使他感覺不自在，另一方面**

則是對於觸覺的過度敏感會使他過度反應。

引導亞斯兒：用「我」開頭，表達感受

日常生活與學校裡，有許多時刻難免會和別人太過靠近。我們如何引導亞斯兒表達出心裡不舒服、不自在的感覺？

可以引導孩子試著用「我」開頭，說出自己的想法與感受，特別是感受，對方比較能夠接受，以減少不必要的衝突。

例如說：「我感到很尷尬，不自在。有人離我太近時，我會渾身不舒服。能不能請你過去一點？」這麼講，比二話不說便直接動手打人，或是威脅對方「你走開喔，不然我打你」好很多。

亞斯伯格症孩子的社交技巧很笨拙，正因如此，我們更需要花時間引導孩子練習表達。透過適當學習，幫助孩子逐漸改善與他人的互動關係。

引導一般生：認識每個人感官的異質性

一般人或許很難瞭解亞斯兒的「觸覺敏感」是怎麼回事。可以試著舉一些日常

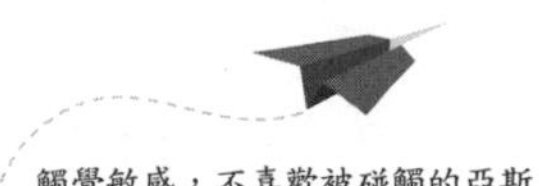

的例子，讓一般同學體會每個人感官的敏感度是不一樣的。

例如嗅覺，有人對某些清潔劑的氣味或某些水果的味道，反應很強烈，我就非常討厭龍眼和荔枝的味道。

例如觸覺，有人不喜歡穿某些尼龍或針織的衣服，穿在身上會感到渾身不自在。

幫助同學們對於這種抽象的感覺也能夠感同身受。

主動表露，並非示弱

亞斯伯格症的人有許多敏感特質，這是一般人較難理解的。我們可以引導孩子試著主動表露自己的特殊情況。這並不是示弱，而是主動讓周遭的人瞭解每個人有其不同的身心狀況。沒有對錯，而是「讓你瞭解我」。

你清楚身旁亞斯伯格症孩子的「敏感」嗎？

以身體距離及觸覺敏感為例，某些情況讓人與人之間的距離接近，比如排隊量體溫、依序走進教室、排隊入座，還有打籃球、踢足球與打躲避球等近距離運動。

在進行這些活動前，先瞭解亞斯兒對距離的敏感程度、遭到碰觸時的反彈情況。事先預防，可以減少許多不必要的衝突。

別說亞斯兒小題大做，畢竟每個人都有各自的不同感受，我們應該尊重並諒解。同時，也要謹慎地避免一種情況：特地為亞斯伯格症孩子與旁人隔出適當距離，其他同學卻誤以為他是被排擠。為此可以這麼做：亞斯兒與其他同學保持長距離，最好也讓其他孩子比照辦理，例如亞斯兒旁邊有個空位，另三位同學身旁也留出一個空位。

保留人際距離並不是孤立、冷漠。有時對於亞斯伯格症孩子來說，反而是一種比較自在、安心的狀態。

亞斯兒被碰觸的八種反應

當亞斯兒被他人碰觸到，可能會：

- **頓時感到全身不舒服。**
- **整個人畏懼得蜷縮起來。**
- **啃咬手指頭、咬衣領、咬袖口，焦慮不已。**
- **跟對方說：「你幹麼碰我？」**
- **大聲尖叫。**

- **滿口怒罵三字經。**
- **直接動手，推回去或打回去。**
- **拔腿狂奔，立即跑走。**

這些過於激動的反應，很明顯會傷害到孩子與他人之間的關係，進一步演變成衝突。

「尊重」與「聆聽」，我們都需要學習

亞斯兒跟對方說：「不好意思，我覺得很不自在。能不能請你和我保持遠一點的距離？」

對方卻回：「那又怎樣？誰叫你不過去一點。」「拜託，空間那麼小，你以為我愛碰你呀？」「還說人家呢。你自己還不是碰別人。」

原以為自己表達出不自在的感受，對方應該能聽懂並回以尊重，結果卻不如預期，使得亞斯伯格症孩子不曉得如何回應。

所以我們要特別提醒其他同學瞭解，避免只站在自己的立場，卻忽略他人的感受。「碰到又不會怎樣」，這只是自己的想法與感覺，別忘了，我們需要尊重與聆

聽對方的反應。

人際距離的拿捏

上體育課時，譬如做體操或打籃球的時候，請特別留意孩子們近距離的肢體碰觸而產生衝突及爭執。

做體操時，盡量拉寬、放大亞斯兒與其他同學前後左右的間距，以減少不必要的碰撞。

打籃球時，有些亞斯兒會選擇站在某一個特定的區域裡移動，不搶球，或只顧著運球而不上前投籃。只是雖然他不移動，看似減少了與人碰觸的機率，但別人可能會想要把他手上的球抄走，很自然地，碰觸的機率又會提高。

你可能會想：既然這些孩子這麼敏感，那麼就別讓他參加這些活動，他可以選擇在一旁觀看或者進行其他運動，不也很好？

雖然這也是一種選擇，卻是有些消極的做法。有些亞斯伯格症孩子也會主動提出他不下球場，只想在旁邊觀看或負責計分。只是這麼做，久而久之很容易讓同班同學覺得，亞斯兒和他們真的格格不入，而有了隔閡。

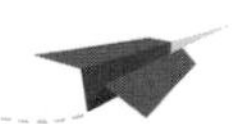

觸及過去的不愉快經驗時，總是被惹毛的亞斯

「可惡的小美，明明就是她先撞我的，沒有向我道歉，還誣賴是我撞她。真的是太可惡了！」回想起與小美的衝突，阿赫愈想愈氣，用力把紙揉成一團，往前丟出去，湧起的憤怒一直無法平息。

看著面前的阿赫突然一臉忿恨，輔導他的藍老師心想：「我是不是又踩到阿赫的地雷？不然，他怎麼和剛進來的樣子差那麼多？剛才都還好好的。」

其實阿赫原已忘記前陣子與小美之間的衝突，要不是藍老師再度提起，那件事情早就過去了。但這時的阿赫像心裡的地雷被踩到，連環爆開，這一波歇斯底里的抱怨與怒氣，不知會延續多久。

「死小美，臭小美，要是再讓我遇見，我一定把她撞飛到圍牆外。就不要再讓我遇見，超級可惡的。」

聽阿赫誇張地提到「圍牆外」，藍老師憋不住，噗哧笑一下。阿赫眉頭深鎖地瞪著她。

「好了，好了，這件事情已經過去很久，我們暫時不聊了。」藍老師勸說。

但這個「潘朵拉的盒子」一旦被掀開，阿赫一時無法停下來。心中的怒氣與不愉快的經驗，像整個被魚鈎勾起來，令他痛得半死。

藍老師試著打圓場：「我想小美可能真的不是故意要這麼說啦——」

阿赫聽了更生氣：「她明明就是故意的！竟然說是我先撞她的，根本就是說謊，惡意栽贓給我。不然去調監視器啊！找證人啊！」

藍老師發現，絕對不能在阿赫面前提到「小美」這名字，愈說，他愈跳脫不開這個迴圈。

然而，同時她也思考：「但阿赫的問題就是在人際社交上，對於事情容易錯誤地解讀。若不試著帶他釐清，類似的狀況不就會重複發生？或者，這是亞斯伯格症

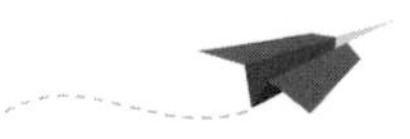

孩子在輔導諮商過程中，必然出現的情緒行為反應？」

阿赫被轉介到輔導室，主要就是因為與小美碰撞的衝突而衍生情緒問題。到底要不要提這件事？輔導老師陷入兩難。

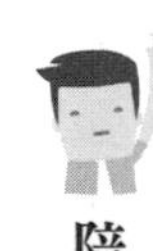

陪伴亞斯好溝通

往事不堪回首

過去的不愉快經驗容易在亞斯兒心裡積壓許久，愈來愈像迴圈般往內心打轉。負面情緒就像暴風圈，愈來愈擴大，受害面積愈來愈廣大。當我們也投入暴風圈裡，只會讓彼此都陷入情緒漩渦中。

關於是否要觸及亞斯兒敏感的話題，父母和老師常陷入兩難：說了會刺激孩子；但如果不說，沒機會澄清，孩子又一直處在誤會或錯誤的解讀中。到底該怎麼辦？

聚焦在「如何解決」

讓我們將重點聚焦於「如何解決問題」或「孩子想要如何解決問題」。在思考解決方法的過程中，透過紙筆，與孩子一起列出可能的好處與缺點。

比如這麼做會給自己帶來什麼好的改變，像是感到比較開心，或者有報復到而滿足。

同樣地，也需要思考這麼做可能為自己帶來的麻煩，例如被罰寫、被限制使用3C產品的時間。與亞斯兒討論到麻煩的後果時，必須謹慎，因為在這些事情上，孩子很容易產生明顯的強烈情緒反應。

讓孩子瞭解應該承擔的代價

並非不能告知亞斯兒有什麼行為後果，畢竟當孩子逐漸成熟，難免體認到將來進社會對自己也會有同樣要求。殘酷地說，出社會後，沒有人會顧慮誰是亞斯。

這並不是威脅孩子，而是亞斯兒也需要懂得每一項行為可能有的代價，甚至對於未來的法律責任都必須有清楚的概念，迴避不了。

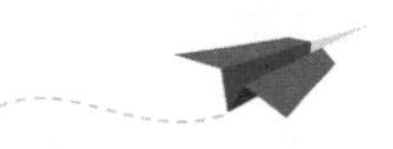

與亞斯兒對話，避免愈描愈黑

在與亞斯兒進行輔導諮商的過程中，需要特別注意：我們要不要與孩子談及他先前所經歷的不愉快？

關於這一點，**除非孩子主動提及，否則請暫時按兵不動。**若孩子沒提起，我們又去觸及他的不愉快經驗，很容易誘發他將注意力放在負面訊息上。

與亞斯伯格症孩子對話，要避免愈描愈黑，特別是當孩子無窮盡地抱怨，或是在某些特定事情上不斷打轉。

愈是規勸他、向他解釋，愈是哪壺不開提哪壺，很容易使孩子的情緒如迴圈般不斷繞著那個話題轉，讓負面情緒揮之不去。

孩子有負面情緒時，不爭辯，先靜靜地聽他們說

由於亞斯兒解讀事情時，很容易捕捉對自己不利的訊息，因此**在孩子已湧現負面情緒的當下，最好的方式是不與他們爭辯，別再給刺激，先靜靜地聆聽他們說。**

如果亞斯兒討厭的對象其實沒那麼糟糕，我們可以與孩子一同想想對方有什麼

好的特質，以及亞斯兒心中留存對他的好印象。

雖然亞斯伯格症孩子看待人、事、物時，很容易陷入極端、絕對、黑白、正負，我們還是要試著在黑與白之間，找到孩子能接受或認同的部分。

設定時間，切斷亞斯兒的負面思考迴圈

若發現孩子陷入思考的惡性循環，我們要設定一段時間（例如在十分鐘之內），將這個迴圈切斷。最好的方法就是轉移話題，把注意力直接切入對孩子極具吸引力的內容。

將討論內容寫下來

讓亞斯伯格症孩子明白，對於一件事情，可以想出其他不同的解釋、找出不同的看法。也讓他瞭解自己能有包容力、聰明與智慧，發現看待事物的許多角度，做出更周延的解釋。

為了避免亞斯兒在死胡同打轉，「白紙黑字」特別重要。透過把這些討論內容「寫下來」的方式，亞斯兒比較容易跳脫回憶，將注意力拉回眼前的紙上，也較願

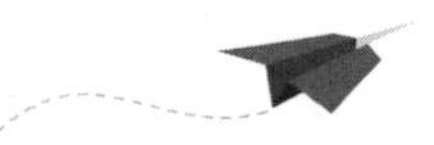

意接受所寫的內容。

例如：「下課時的走廊上，有很多同學走動。有時為了閃避前面的人，或者自己專心想事情、急著上廁所、顧著與旁邊的人講話，人與人之間難免有所碰觸。」

觸及過去的不愉快時，就像手碰到一個燒得滾燙的鍋子，我們得戴上隔熱手套，並且將動作放輕、放慢，或者採漸進式，等鍋子冷卻。而不是一味地雙手往發熱的鍋子摸去，讓自己燙傷。

我們愈激動，孩子也跟著激動起來

亞斯伯格症孩子的注意力是「選擇性」的，特別容易聚焦於對自己不利的負面訊息。加上固著思考使然，尤其是過去的一些負面經驗、不愉快的記憶，終日浮現腦海揮之不去，攪亂情緒。

這些會刺激他突如其來地自言自語，甚至發生歇斯底里等激烈的情緒反應，讓父母、老師與同學感到莫名其妙和害怕，不知道他為什麼突然如此。

◎面對亞斯兒固執追問，大人請按捺情緒

例如亞斯兒突然衝過來問你（或自言自語），他擔心的事情究竟會不會發生。「媽媽，今天會不會下雨？我的身體會不會淋濕？不要生病。我會生病。不能感冒。我不要感冒。媽媽，會不會下雨？……」

我們很自然地跟他解釋：「天氣很好，中央氣象局預報說今天不會下雨。」但孩子曾有因為沒帶傘，淋了雨而感冒的不愉快經驗，儘管我們回答不會，且一再解釋，亞斯兒仍在同一個問題上打轉，不斷說著：「我是不是會感冒？我不要住院。我發燒了。我不要感冒。今天會不會下雨？發燒了，不能搭捷運。媽媽，今天會不會下雨？……」而且愈說愈激動。

我們想要安撫，但愈是不斷向他解釋：「今天的天氣真的很好，不會下雨。沒有發燒，不會感冒。而且每個人都會感冒啊！……」反而愈會發現孩子的注意力始終卡在「下雨、感冒、發燒、住院……」。

這使得大人開始焦慮、煩躁，甚至燃起一股憤怒：「我已經跟你解釋那麼多，為什麼你還是這樣？為什麼老是講不聽？你到底要做什麼？」

然而，我們情緒愈激動，孩子也就跟著激動起來，繼續聚焦在「下雨、感冒、發燒、住院」打轉，最後繞進死胡同，形成思考的惡性循環。

◎轉移話題，打斷追問迴圈

面對這種情況，為了有效停止孩子的迴圈，建議採取「轉移、打斷」的方式。

譬如發現孩子不時在同一個話題繞圈時，我們直接切斷說：「什麼時候要看國家地理頻道啊？」「待會兒想不想去全家便利商店吃霜淇淋？」試著轉移話題。至於**轉移的內容，視每個孩子關注的事物，自行腦力激盪。**

這麼做並不是漠視孩子的情緒。我們在說的同時，可以用肢體安撫的方式，例如抱抱孩子、拍拍孩子，同時把話題轉開。這麼做的主要目的是，協助孩子轉移注意力，漸漸平靜下來。

也可以試著引導亞斯兒將專注力聚焦於他會做的事，給孩子事情忙，如拼圖、畫畫、組裝積木、寫字、聽音樂等。建議家長與老師把孩子平時會做的、有能力做的事情條列下來，以備不時之需。

愛翻舊帳，一心想報復的亞斯

「這個混蛋，看我怎麼修理你！」紹鈞在客廳看電視，突然沒頭沒腦地冒出咒罵。

媽媽問：「怎麼啦？誰又招惹你了？」

紹鈞說：「我就是看他不爽！竟然在群組裡說我是中二。誰中二？他才中二咧！這個廢物，看我怎麼修理他。以為我好欺負的？」

媽媽不解地問：「你不是退出群組很久了嗎？這次又是誰呀？」

「就是那個說我中二的王八蛋！」紹鈞忿恨不已。

「那不是很久以前的事情？不會吧，你到現在都還在記恨？」

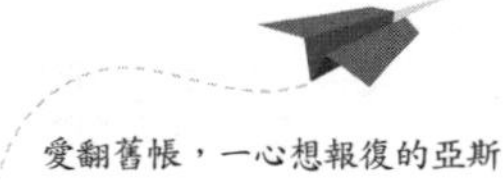

「對，我就是記恨！我會記住一輩子，永遠都忘不了。看我怎麼整他、黑他，讓他在網路上被公審！」

眼看紹鈞莫名的怒火一直燒著，媽媽納悶地想：「這孩子真的知道『中二』的意思嗎？」

雖然她覺得這孩子真的挺中二的，活在自己的世界裡，言行舉止看起來也盡是自我滿足，但哪個青少年不如此？

不過，為何紹鈞這麼介意？重點是這件事已過了半年之久，他還翻舊帳，成天盡是想報復。這孩子的腦袋裡到底裝什麼啊？

媽媽勸說：「幹麼那麼在意對方？或許他只是開玩笑地說說。更何況，中二也沒怎樣啊。」

「開玩笑！罵我中二！誰中二啊？他自己才中二！」

媽媽說出「中二」這個關鍵詞，紹鈞像是被火上加油，霎時引爆：「這個混蛋，你才中二！」

馬克杯被他砸在地上，碎了滿地。

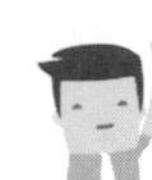

陪伴亞斯好溝通

亞斯兒容易翻舊帳

亞斯兒的思緒與注意力很容易彈回過往的不愉快經驗，產生錯誤解讀，並且重複碎念著那件事。

再加上他們常做出對自己不利的解釋，一再重複，更強化那些負面經驗，使他們陷入迴圈，繼續卡在原地打轉，而形成無止境的重複。

我們在旁邊看著，想要幫忙把孩子拉出負面漩渦，但頭痛的是亞斯兒不喜歡被打斷。面對孩子反覆抱怨、嘮叨，我們該怎麼辦？

翻舊帳，可能因為有委屈

孩子翻舊帳，有時反映面對那件事情時，他感受到的委屈、不滿、怨懟等。我們先聆聽孩子的委屈吧！試著接受孩子的情緒，並反映給他，讓他明瞭「我們懂他的感受」。

例如對孩子說：「我知道你感覺到很委屈，在班上被同學栽贓，你第一時間沒有辦法澄清。這件事情讓你一直感覺到受冤枉，委屈又難過。」

翻舊帳，可能因為過去沒有處理好

孩子翻舊帳，有時候也反映了對他來說長期以來，這些事情一直沒有被好好地處理。

然而在大人看來，可能認為我們已經陪著他釐清，該處理的地方也處理了，但他就是忘不了，老愛提起、抱怨、鑽牛角尖。究竟我們還能怎麼做？

不妨先試著聽聽孩子說他希望那件事情如何解決。同時在孩子表達的過程中，試著陪他釐清：對於解決的可能性，他是否過度誇大，或者是合理、可行的？以那樣的方式處理，是否會對他帶來副作用，代價又會是什麼？或是只讓情況變得更複雜？

翻舊帳，可能因為期待受關注

孩子翻舊帳，也許是期待受到大人關注。

想想看，他可能希望我們關注他什麼。是完全注意他的感受、想法？或是陪伴他、瞭解他和接受他？

面對孩子翻舊帳，大人先擺脫自我的立場

孩子翻舊帳，其實也提醒了雙方由於立場不同，因而看同一件事情的角度不同，考慮也不同。

因此，「如何擺脫自己的主觀看法，試著以孩子的立場感受」，是我們大人需要慢慢調整與學習的。

面對孩子翻舊帳，大人少開口，多聆聽

孩子翻舊帳，很容易激起大人的焦慮與不知所措，因為不知該如何處理。

在這當下，我們可以選擇沉默，目的在於減少給孩子刺激。但有時候，我們的沉默容易讓孩子誤會是對他不理不睬，誤以為我們不關心他、不懂他，引發他更是抱怨不停。

面對這種情況，先別急著在第一時間希望孩子正向思考、用不同的角度看事情，這只會讓你們陷入爭辯，畢竟孩子在情緒風暴中，很難理性地接受以第二種、第三種角度看事情。

大原則是：孩子情緒當頭時，我們少刺激，多聆聽。

報復的「念頭」：適度抱怨是一種情緒紓解

亞斯伯格症孩子很容易執著於某一個特定的點，並且充滿負面情緒，這時就會產生報復的念頭。

報復的「念頭」是可被接受的，畢竟我們很難管控孩子的腦袋怎麼想。但「行動」是另外一回事。必須讓孩子考慮若真採取報復行動，自己可能面臨的代價與必須承擔的責任。

有些孩子只是嘴巴說說要怎麼做。在說出來的過程中，也適度抒發了情緒。此外，適度抱怨也是一種情緒紓解，如果只是嘴巴說，倒可接受。

報復的「行動」：考量代價與責任

報復行為反映出孩子解決問題的能力是否夠成熟、夠理性，是否思考過行為有無逾越一般社會規範。

不妨在孩子平常情緒平穩時，將各種解決方法條列出來，列出這些解方的好處，與可能產生的行為後果及代價。如此有助於孩子瞭解，我們可以選擇對自己最有利的方式，既達到目的，也讓自己全身而退。

例如被同學罵了粗話，有的孩子有樣學樣地回擊，把那些話原封不動地罵回去，結果兩人一起被老師處罰，甚至被記警告、記過，影響操行分數。孩子感到得不償失：「我只是照著同學罵我的話說，為什麼我也被罰？」

有些孩子則是把自己要罵的話重新整理、修飾，以對方聽不懂的方式說出來。例如朝著對方說出一連串水果名：「你榴槤、芭樂、蓮霧、火龍果、水蜜桃、哈密瓜、木瓜、鳳梨……哈哈哈，你聽不懂我在說什麼吧！」這讓孩子開心的不得了，因為只有他明白自己在講什麼，但是對方聽不懂。既達到報復的作用，抒發情緒，同時也讓自己全身而退。

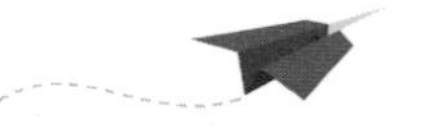

情緒容易激動、暴衝與歇斯底里的亞斯

「你現在馬上去拿掃把，把地上的玻璃碎片掃乾淨，不然今天晚上不要給我睡覺！」

爸爸把話說得很絕。但是小宇聽了，整個情緒被引爆，尖銳的尖叫聲讓媽媽感到相當刺耳，本能地摀住耳朵。

她試著勸丈夫：「你能不能先不要刺激小宇？」

「你說這什麼話？講得好像是我的問題。哪家孩子是這樣？成何體統。凶什麼凶啊！老子都沒有像他那麼凶，竟然在我面前摔杯子。現在不教訓他，長大還得了。」

聽到「教訓」兩個字，媽媽打了一身哆嗦。

爸爸轉過頭，警告小宇：「我再警告你一次。你到底有沒有把我的話聽進去？別讓我說第二遍，否則後果你自己承擔。」

見孩子仍然不為所動，爸爸衝向前，打算抓著他的手去拿掃把。這個舉動嚇壞了媽媽，二話不說，擋在父子之間。

「地上的玻璃碎片我收拾就好。你先進房間休息好不好？有什麼話，我來跟小宇講就可以了，行不行？」

「什麼叫做你收拾？你到底有沒有搞懂啊！孩子摔破杯子，結果竟然是媽媽收拾？難怪這孩子一點分寸都沒有，都是被你這樣教壞的。」

這些話聽在媽媽的耳裡，很不是滋味，但忍氣吞聲是當下最好的方式。太多的刺激，對於他們父子來說都不是好事。

眼看著父子兩人僵持不下，媽媽決定了，用力把丈夫推向臥房。

「你幹麼推我？不要推我！」丈夫邊被推得後退，邊不忘出聲警告：「小宇，我警告你哦，你再不收就試試看！」接著向太太抗議：「不要推我！」

但媽媽不管了，繼續用力把丈夫推向房間。

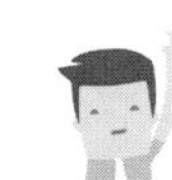

陪伴亞斯好溝通

面對激動的亞斯兒，大人請保持冷靜

「你幹麼那麼激動？有什麼話你好好說啊，先冷靜下來嘛。你這樣鬼吼鬼叫，只會吵到鄰居。可以安靜了嗎？再這樣吵，小心我怎麼對付你！」

當理智斷線時，我們可能會說出這樣的話。不過請仔細想想：說這些話的用意是什麼？

面對亞斯伯格症孩子的激動情緒，最忌諱大人的情緒也被引上來，而不假思索地也說出許多情緒性話語，更刺激孩子，導致他們的情緒一發不可收拾。

當孩子激動時，保持我們自身的冷靜是第一優先的事。你可能覺得很不容易。的確，是很不容易。因此在自己無法保持冷靜時，建議先不要介入孩子的情緒。

陷入情緒風暴前，大人先離開現場

面對激動的亞斯兒，大人也有情緒風暴時，「不說話」有助於有效且快速地使情緒緩和，冷靜下來。

如果還是覺得自己的情緒像海浪般起伏不定，「適時離開現場」是最優先的考量。

堅守界限，別輕易答應孩子的索求

有時我們為了冷靜一下，想要暫離現場，卻可能被亞斯兒認為我們沒有滿足或答應他的需求，激怒他，使他更加焦急，而不讓我們離開，甚至抓著我們的手或衣角不放。

這時，我們得維持應有的界限，避免受到孩子激烈情緒的影響，而被情緒勒索。否則會像周瑜打黃蓋，「一個願打，一個願挨」地無盡輪迴下去。

你可能會說：「孩子就是不讓我離開啊！我能怎麼辦？把他的手撥開？還是警告他，叫他走開？但我愈是這麼做，他變得愈激動，最後起了衝突，他甚至會打自己的頭，對自己動手。」

當孩子處於這種激烈的情緒狀態，父母更必須保持冷靜的反應。第一時間選擇

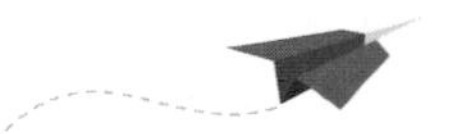

不說話，只是看著他，接著聽聽他的訴求是什麼。

孩子可能口口聲聲地提出要求，要你妥協。無論是要零用錢、使用手機或其他索求，千萬不要輕易踏入陷阱，先別回應他的要求。

我們不要輕易地直接回應孩子的要求。必要時，可以明確地告訴他：「我需要時間想一想。」至於到底需要多久時間想，不需要給孩子承諾。

非禮勿「動」，安全優先

孩子情緒激動時，請不要動不動就想拉孩子離開現場。

處理亞斯兒的情緒過程中，除非有危險性，不然不要去碰觸他的身體。如果孩子激動地動手，這時，**「以擋代替抓」**。

特別強調：不要直接用手去抓亞斯伯格症孩子。這個舉動會引發亞斯兒非常強烈的反彈。

當孩子情緒激動，歇斯底里地亂摔東西，若當下有危險性，優先以安全考量為主。如果有危險的物品，先將危險物品移除。

孩子的激動行為是否太超過？

眼見孩子的情緒愈來愈激動，開始把眼前的東西又摔又砸，該怎麼辦？

當下，「安全性考量」是關鍵。

接著，衡量孩子的行為是否已經逾越界限。「界限」的設定在於每個家庭或每個班級，父母、老師心裡認定的標準。如果發現孩子的行為已超過分寸，甚至產生極度危險性，該制止時，還是需要制止。

但是要提醒自己，在制止的過程中，避免大聲斥喝。因為過度刺激，只會引發亞斯兒的情緒愈來愈歇斯底里，行為更加混亂。

真的別和亞斯兒吵架

切記！不要和亞斯伯格症孩子吵架。

在吵架的過程中，聲音、音量、動作、表情等，有時會很誇大，這很容易讓亞斯伯格症孩子更加誤解，強化對我們的不友善印象。而且吵架難免有輸贏，但亞斯兒很討厭「輸」。

同時在吵架時，由於我們講話的速度、音量、使用的詞彙等，一下子造成太多

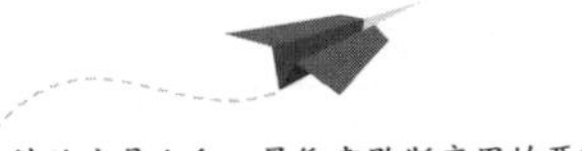

刺激，很容易讓亞斯兒無法處理、消化、理解這些社會訊息而「當機」，衍生焦慮及歇斯底里的情緒。

寫下來，孩子曾以哪些方法緩和自己的情緒

先列出孩子過去歇斯底里時出現過的行為反應，例如摔東西、破壞或撕毀物品、推倒桌椅、打人、尖叫等。

當孩子的情緒很難緩和下來，必須考慮他的情緒調節能力。孩子是否練習過如何讓自己的情緒從激烈漸漸平緩？仔細思考一下，孩子過去曾以哪些方法幫助自己緩和情緒，將這些方法逐一條列出來，以作為安撫孩子時的參考。

「踩情緒地雷」的刻意挑戰

談到這一點，我們必須先曉得眼前孩子的「情緒地雷」是什麼。

其次，若要踩孩子的情緒地雷，我們必須很清楚踩地雷的「目的」是什麼。例如目的在於讓孩子針對他嫌惡或敏感的事情、被要求的事情，或者迎面而來的刺激（如對方的動作碰觸或言語刺激），藉由「系統減敏感」（逐漸且有系統

地降低對於特定事物的敏感與焦慮）的方式，循序漸進地調適與接受。

◎踩地雷前：釐清「目的」，瞭解孩子的特質

基本上，踩地雷選擇的時機主要是「一對一」或「一對少」的情況，比如由父母、輔導室、資源班、特教班、心理師、治療師、醫師等進行較適當。如果是一位老師面對全班同學，並不建議這麼做，以免妨礙到教學進度。

我們必須很清楚地知道孩子的身心特質，特別是特殊需求孩子（例如自閉症、亞斯伯格症等），瞭解孩子對於哪些事物會出現過度激烈的情緒反應。

再次強調，要有明確的目標而做，例如希望提升抗壓性、挫折忍受力等。最忌諱毫無章法地亂踩一通，還有莫名其妙地踩了地雷卻不自知（這種情況最可怕，孩子可能不時被連環引爆）。

◎踩地雷時（一）：留意情緒反彈，拿捏輕重

在踩地雷的過程中，必須適時地留意孩子的情緒反彈狀況，拿捏好自己踩得多重，還有孩子的情緒反彈多大。

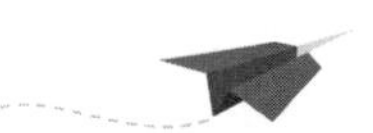

打個比方，將「石頭」比喻成對孩子的刺激。假設打算放五顆石頭在孩子的腳上。放上第一顆石頭時，他輕輕叫了一聲，這時我們要評估是否再放第二顆。放上第二顆石頭之後，孩子叫得比剛才更大聲一點，但是以我們的觀察與評估，似乎還在他可接受的反應範圍內。

我們索性一次把五顆石頭全都放到他腳上，孩子頓時尖聲狂叫起來，歇斯底里地狂罵三字經、掀桌，甚至對你動手。也就是說，這五顆石頭對於孩子的刺激已超出他能夠承擔的負荷。

再回到最初的情況，放上第二顆石頭後，假如覺得已經到了孩子能承受的情緒臨界點，就暫時停在這裡。接著透過轉移注意力，讓孩子進行其他活動或他感興趣的事，幫助情緒慢慢地緩和。隨後在適當的時間，視情況重複以上的動作，加上第三顆、第四顆石頭……依此類推。

◎踩地雷時（二）：收放交替，逐漸增加彈性

對亞斯伯格症孩子來說，若沒有按照他認定的遊戲規則玩，他的情緒很容易被引爆。

再舉個踩地雷的例子。遊戲一開始，全程依照他的方式，這時孩子情緒平穩。

現在開始，第一次改變遊戲規則，沒有按照他的想法。隱約可以觀察到孩子的情緒漸漸激動。但是先點到為止，再順著他認定的遊戲規則進行，孩子的情緒漸漸緩和。

這時，發動第二波踩地雷的攻勢，再次改變遊戲規則。孩子的情緒又開始騷動，但判斷仍在我們可接受的範圍內，於是持續加碼，繼續改變遊戲規則，再觀察孩子的反應。

過程中，請特別留意孩子的眼神、表情、動作、姿勢、聲音、音量等變化，一旦發現孩子的情緒即將被引爆，這時要見好就收，再次回到他認定的遊戲規則，接著再依此類推……讓孩子逐漸接受他認定的事情被改變了，增加彈性。

與亞斯兒相處，請陪著他一起「走鋼索」

有人比喻與亞斯伯格症孩子相處就像「走鋼索」，有時不知道自己是哪一句話講錯，卻誤踩地雷，使關係陷入僵局，產生衝突，甚至決裂。

爸媽和老師常苦惱到底該如何與亞斯兒互動。如果因為亞斯兒過於敏感而不能責備，連講話大聲一點都不行，那麼未來出社會後，遇到別人的負面批評、指責、

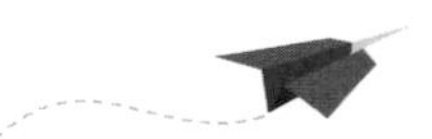

謾罵，甚至於工作上的要求，這些孩子該如何是好？

我要再強調這一點：亞斯兒的確需要學習如何調整自己的一些特質。現實是殘酷的，社會並不見得能夠那麼友善地接受孩子獨特的身心特質，在許多工作環境中，也不見得有人想瞭解亞斯伯格症到底是怎麼一回事。

◎平時維持孩子的情緒穩定

然而，**要求亞斯伯格症孩子進行改變，甚至於接受我們的命令、要求、批評，有一個很重要的前提，就是彼此需要先建立關係。簡單來講，就是讓孩子先接受我們。**

建立基礎與維繫這份關係需要花許多時間，牽涉到我們對於亞斯伯格症每一種特質的瞭解。更何況，每個孩子的身心特質有許多異質性。

在踩地雷之前，我們必須有十足把握，與孩子相處時，能夠維持他的情緒穩定。就像一個人的血糖長時間保持平穩，即使偶爾吃一道高ＧＩ（升糖指數）食物，血糖起伏也比較和緩。同樣地，假使亞斯兒平常便能夠維持較長時間的情緒平穩，面對「被要求」時，情緒起伏會比較小。

◎採取正面的對話

那麼，平常如何避免踩到孩子的地雷？

最安全的方法是，優先採取比較正面的對話。

別忘了，亞斯兒對事情很容易有負面解讀。就算你說了十句話都是合理、正面的，孩子也有可能會錯誤詮釋。更何況若十句話裡有七句是好話、三句比較負面，孩子可能只專注於那三句負面內容，想法更加扭曲。

此外，亞斯兒的思考就像迴圈一樣，若一直在負面狀態環繞，加上對人、事、物的二分看法，而把我們劃分到比較不友善的那一類，彼此的關係將更形惡化。

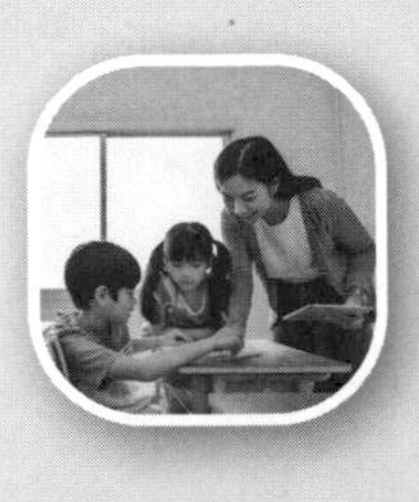

第七章

給予善意對待，與亞斯兒維繫關係

對人愛理不理，難建立關係的亞斯

教室裡，老師的一句話，可能就引爆亞斯兒的情緒地雷。

與亞斯兒說話，在語句、語氣、說話內容、遣詞用字與音量等方面，都要非常謹慎。因為亞斯兒解讀社會情緒線索的能力不足，容易產生誤解與扭曲。尤其是他們對於人、事、物以「二分法」看待，非黑即白，往往引發極端的反應。只要有一句話，甚至一個字說錯，便容易被孩子解讀為「不友善」，爆發激烈情緒。

或許有老師認為是亞斯伯格症孩子如此敏感，為什麼要老師小心地互動，還有改變方法？

的確，孩子需要改變，只是他們改變要花很長的時間。如果亞斯兒總是被人誤

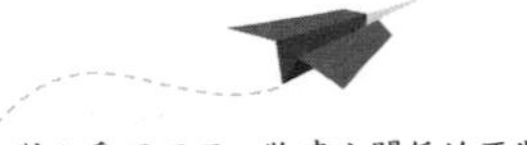

踩地雷，他們的改變很容易往負面而去。

我們先從這一點著手：仔細地留意某些話語可能對孩子產生的衝擊。以下列舉一些老師很容易脫口說出的話，與亞斯兒可能會有的感受。

●「你為什麼遲到？」「去哪裡了？這麼晚才進教室？」「功課寫了沒？」↓這些話帶有質疑意味。亞斯兒感到受質疑時，情緒很容易被挑起。

●「動作快！」↓一般孩子遭到催促，很容易緊張、焦慮。亞斯兒的內心小劇場更多，使他們更焦慮。

●「這題錯了！」↓直接對亞斯兒糾錯，很容易勾起他過往的負面經驗，瞬時引爆情緒。

●「這麼簡單也不會？」↓這麼說除了質疑孩子的能力，也讓孩子覺得被否定、被批評。

●「擦掉，重寫！」↓亞斯兒非常忌諱被命令。此外，有些孩子的精細動作較弱，寫字對他們來說往往是困難的，而會抗拒。

●「這個字罰寫N遍！」↓對於亞斯兒來說，「處罰」不但沒有明顯作用，反而容易出現反效果。再加上書寫困難，不要說寫N遍，寫一遍都讓他排斥。

● 「把東西收起來！」→又是一個直接命令，亞斯兒的情緒又上來了。

● 「你再不收起來，我要沒收了！」→這句話不只是命令，更是威脅，很容易讓孩子產生歇斯底里的情緒反應。

● 「○○，不要說話！」→這是負面的提醒，負面的命令。

● 「你到後面罰站！」→這是威脅。

● 「你今天不准下課！」→還是威脅。

● 「我要叫你爸媽來！」→還是威脅。

● 「我要寫聯絡簿！」→這也是威脅。

● 「你在做什麼？」「你在看哪裡？」→讓孩子感覺到被質疑，指責他做了不該做的事，或是做錯事。

● 「所以呢？」「然後呢？」「不然呢？」「又怎樣？」→這四句話的口氣，都讓孩子感覺到你不以為然。

● 「各位同學，等一下再下課，先讓老師把重點講完。」→這句話破壞了孩子對時間的結構感，延後下課帶來了不確定性，讓亞斯對於接下來的時間與行程無法掌控。亞斯兒很容易自己嚇自己，這句話在孩子的內心小劇場開啟了許多視窗，使焦慮擴大。

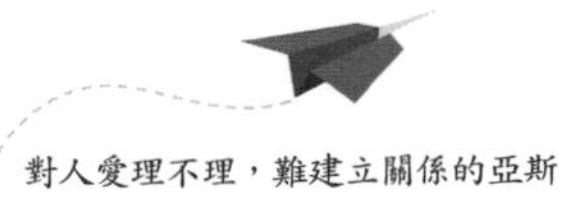

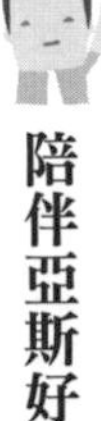

陪伴亞斯好溝通

不能一廂情願，強迫只會讓關係惡化

「我在跟你說話，你到底有沒有在聽？」「你把我的話當作耳邊風啊？」「你這什麼態度，一點反應都沒有！」「你到底在看哪裡？」「這是基本的尊重，你到底懂不懂？」……再繼續這樣碎念、嘮叨下去，實在很難想像，我們與孩子的關係最後會變得多麼遙遠。

和亞斯伯格症孩子說話，真的要避免用這樣的方式。如此互動，只會使關係更加惡化。

◎你可能想：「我是強調基本的尊重。孩子需要教，得告訴他道理，不然他怎麼會懂。」

請允許我這麼說：**孩子不是不能教，也不是不需要理解道理。但如果沒有先與亞斯兒建立關係，想要以這種方式強迫他接受，情況只會更糟糕。**

◎你可能會問：「那我可以怎麼做？」

要建立關係，不能一廂情願。並非我們想要孩子怎麼做，他就一定會配合。要與亞斯伯格症孩子建立關係真的不容易。

在和孩子對話的過程中，我們可以先分享他感興趣的事情，避免喋喋不休地一直提問，強迫他回答，以避免孩子感到被催促、被要求，同時因為回答不出而焦慮，很容易對眼前的你產生不好的連結印象。

減少不必要的關係摩擦

若想要以最快的速度與亞斯伯格症孩子建立關係，有些不切實際。但我們仍然可以透過對這些孩子的瞭解，先具備一些應有的概念，有助於減少許多不必要的摩擦。

摩擦所帶來的代價非常高，只要一次摩擦就可能導致關係嚴重惡化。和亞斯兒之間的關係如果沒處理好，就好比在股市的劇烈震盪之下，自己很快就被迫出場，與孩子壞了關係。

亞斯伯格症孩子如績優股，需要我們慢慢去瞭解、陪伴，值得「長期投資」。

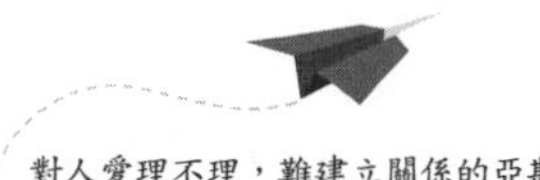

愛屋及烏，投其所好

與亞斯兒互動，可以「投其所好」。孩子發現你對他喜歡的人、事、物也感興趣時，對你可能有愛屋及烏的好感連結。

投其所好，可以先布置出孩子喜歡的情境。比如他喜歡特斯拉電動車，我們可以上網找出特斯拉的影片，播放出來。

播放時，不用刻意叫孩子：「你來看，你來看。」只需要直接點開影片，放出聲音，孩子很容易便主動靠過來。

一邊觀看，我們可以邊露出微笑，再轉頭看看孩子，並且對他微笑，接著繼續看影片。

我們也可以主動說說自己對特斯拉的喜好程度，甚至聊聊其他電動車的特性、設計、性能、發展，再把話題拉回孩子身上，問他：「我喜歡這款特斯拉。你喜歡哪一種車款呢？」記得和孩子說話時，先示範，讓孩子有所遵循，再問孩子。

如果孩子當下沒有回應，我們再繼續分享，不強迫孩子非得回答。切記，不要催促孩子。

也可以讓孩子主動找他感興趣的內容與你分享。**當孩子分享時，我們專注聆聽。**

亞斯伯格症孩子有時會過度投注在他感興趣的內容、話題上，不太理會聽者是否能夠理解、願意理解或感興趣。沒關係，我們繼續聽，先不打斷孩子，讓他盡情地說。透過孩子說的過程，我們與他之間的關係便逐漸建立了。

當孩子說得愈來愈多，他的情緒也變得更愉悅，更有助於彼此產生關係的連結。

投其所好，不等於討好

有人會問：「我們一定要討好亞斯兒嗎？」

「投其所好」與「討好」是兩回事。

投其所好，反映了我們對孩子有所瞭解，在與他互動、對話之前，我們做了功課、蒐集了一些資料，知道他喜好的事物與話題。當我們從這些內容切入，可以比較快地建立好的連結。這與討好是完全不一樣的概念。

當你發現孩子願意主動分享想法，要讓彼此的關係再往前推進就更有把握了。

以「專業」鼓勵孩子，讓對方聽得懂

漸進式地對孩子提問，看他能否針對這些提問完整地回答。同時觀察孩子是否會用我們能理解的方式表達，簡單來說，就是讓我們聽懂。這有助於訓練孩子的社交能力，讓他練習「站在對方的立場」，讓對方聽懂他說的話。

不妨從「專業」的角度切入說明，跟孩子強調所謂專業，就是必須考慮到每個人的不同程度，以對方能夠理解的方式，讓對方聽懂。

亞斯伯格症孩子需要被肯定。可以對孩子說：「我相信你夠專業，而且一定做得到，能夠讓對方聽懂。」

所謂溝通，就是我們需要去瞭解孩子，包括他的想法、感受、行為模式及他要傳達的訊息，同時也讓孩子瞭解我們。不過在此要提醒一點：我們瞭解亞斯伯格症孩子比較容易，要讓亞斯兒瞭解我們是比較困難的。

如何看待孩子有亞斯伯格症

「各位同學，看一下這張圖，然後試著說說看，你在這張圖中看到什麼？」

「不都是魚嗎？有什麼好問的。」肥肥說。

「有一條橘色的魚，其他都是藍色的魚。」曉鈺快速回應。

「老師，我有注意到，那條橘色魚游的方向和其他藍色魚不一樣。」淑欣似乎看出端倪。

王老師很清楚，看圖說故事時，每個人都有屬於自己的一套看法。隨著我們過去看待事物的經驗及自己的思考方式，每個人有不同的解讀。

他想讓孩子們思考的是：除了看到表象，我們是否可以領悟到隱藏在這張圖「背後」的訊息。

「同學們，請你們試著揣摩一下：若自己是這條橘色魚，你的感受會是什麼？你的想法又是如何？你可能有哪些反應？」王老師試著引導學生別只注意事物的表象。

「老師，魚又不是人，怎麼會有感受、有心情呢？」肥肥說。

「有啦！如果你用力朝水池丟一顆石頭，魚群會被你嚇死。」大葆開玩笑。

「老師，我知道。橘色魚長得和其他魚不一樣，自己應該會覺得怪怪的，很丟臉。」力中舉手說出自己的看法。

「拜託，為什麼不一樣就要覺得很丟臉？如果我是橘色魚，反而會覺得自己本來就是如此，我只是顏色和你們不一樣。更何況每條魚、每個人也都不一樣。」淑欣表達出自己對於「不一樣」的看法。

「但如果今天每個人都穿制服來學校，只有我穿運動服，我也會覺得很不好意思。或許覺得和大家相同會比較有安全感吧？至少比較容易被接受。」曉鈺也發言。

聽了大家的想法，王老師再拋出一個提問：「同學們，你們不納悶嗎？為什麼別人和我不一樣，我就覺得他怪？是他真的怪？還是我們懂得的事情、接觸的事物其實太少？」

「有些人不一樣，從外表很容易看出來，但是有些人的不一樣很難被發現。」淑欣說。

「你們是在說以璇嗎？」肥肥大聲說。

王老師上網搜尋「接納」（acceptance）這個關鍵詞，尋找相關圖片時，意外發現了這張圖片：一條橘色魚，獨自游在一群藍色的魚之中。他想，這張圖很適合用於引導孩子們思索與討論。

讓同學們試著看圖說故事，各自解讀這張圖所傳達的可能訊息。經過腦力激盪，應該可以碰撞出許多火花，有助於同學們思考融合與個別差異，以及接納和尊重。

特別是關於班上的亞斯伯格症女孩以璇，王老師想讓同學們學習合理地對待、接納她。

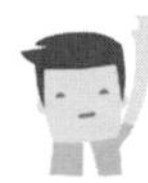

陪伴亞斯好溝通

展開接納的雙臂

試著讓孩子透過不同角度的思考，學習別受限於行為的表象，而能夠看見「內在」要傳達的訊息與意義。

透過討論，讓同學們能展開雙臂接納班上的亞斯伯格症孩子，並且合理相待。

在拒絕與接受之間

在此，我要對普通班老師拋出一個看似敏感、卻值得思索的議題：如果你有決定權，可以決定是否讓亞斯伯格症學生分到你的班上，你會如何選擇？拒絕或接受？

這個議題的前提是具備以下理想條件：

- 學校有完整特教支援系統，資源班老師能提供後續的相關特教協助及服務。
- 必要時，有特教專業團隊，例如臨床心理師、職能治療師或語言治療師的服務協助。
- 也能與亞斯伯格症學生的家長充分進行溝通。
- 班上沒有亞斯伯格症孩子的死對頭ＡＤＨＤ學生。

◎「因材施教」是一個必要的概念

誰都沒有權利排擠或拒絕特殊需求孩子。「因材施教」是一個必要的概念。

但我為什麼還是問這個問題呢？

用意在於提醒大家思考：我們如何看待在教學、班級經營和師生關係之間，特殊需求學生的融合、壓力因應與調適狀況。

◎每位第一線老師的困境與考量不同

你願不願意讓亞斯伯格症孩子到自己的班上呢？願不願意與孩子共創一些改變的機會？

再次強調，這個問題沒有標準答案，所以也不需要給予任何批判，因為每一位第一線老師面臨的困境與考量都不同。在此是要拋磚引玉，讓我們好好想一想。

◎若選擇拒絕……

選擇拒絕，或許是出於不想要有任何變數。學生若有太多意料之外的情緒反應，往往造成老師教學時的干擾與受阻，並且帶來莫名的壓力及焦慮。

希望教學時，可以順著自己的節奏，使班級經營順暢，這是很自然的。但亞斯兒突如其來發脾氣所引發的「狀況題」，往往讓老師措手不及。也可能由於對亞斯

兒的身心特質不是那麼瞭解，常常誤踩孩子的情緒地雷，導致一次又一次衝突，連帶加重老師的情緒負擔及壓力，也為班級經營帶來嚴峻的挑戰。

◎若選擇願意……

選擇願意，或許是心態上傾向於開放，未預先設定避免接觸哪些類型的學生。老師也許是對於亞斯伯格症有充分或較多瞭解，也很清楚地知道與亞斯兒相處要如何維持應有的關係與界限。會仔細地留意，避免誤踩地雷，或者遇上孩子情緒被引爆時，懂得如何有效地因應，面對教學挑戰。

甚至於以亞斯伯格症孩子作為一面鏡子，充分地進行自我覺察，學習懂得如何細膩地觀察、感受對方，以及如何適切地做出反應。

若能與這群孩子維繫良好關係，就是增加自己的班級經營功力，讓教學擁有節奏感，且優雅從容。

如何面對「2A」（同時伴隨ADHD與AS）的孩子？

我常收到父母與老師詢問：孩子同時有注意力缺陷過動症（ADHD）與亞斯

伯格症（AS），到底該如何處理？

面對這類型孩子，最基本的功課是我們要同時瞭解這兩個障礙類型：ADHD與AS。本段接下來的內容，便以讀者已具備對ADHD（缺乏自我控制能力，包括專注力、活動量及衝動控制問題）、AS（固著性及社交困難）的基本認識為前提，分享我的建議。

請先思考這兩種障礙在孩子身上的組合比重，例如孩子是以哪一種症狀為主。是ADHD較強烈？還是AS較明顯？不同的比例，呈現的表現與相應處理也不一樣。

接著，判斷孩子「當下」的核心問題是什麼。如果是專注力問題，就轉至面對ADHD的處理；若是固著性問題，再將頻道切換為面對AS的固著性。

面對「2A」孩子的挑戰是，大人要學習如何因應與適時切換。兩種障礙加乘之下，因應的難度變大了，我們必須以「各個擊破」的方式與孩子相處。

以下就以不同的排列組合來說明。

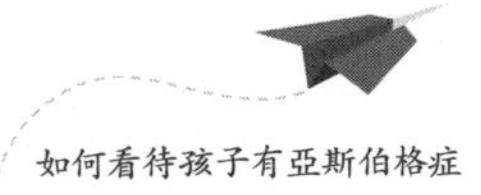

◎組合一：缺乏專注力＋具有固著性

第一種情形是孩子對於特定事物產生固著性（AS特質），而對其他事物常沒有多大興趣，也不理會。

若加上孩子的專注力品質不好（ADHD特質），主要的思考在先引導孩子將專注力聚焦於感興趣的事物，使專注力的耐性和持續性，在他感興趣的事物上被訓練出來，隨後再逐漸轉移至我們希望他關注的地方（比如課業）。

例如孩子固著於昆蟲議題，想要讓他的注意力轉移，可以將課程與他感興趣的事物（昆蟲）連結，譬如以昆蟲當作範例教數學。從孩子的固著性著手，磨練他的專注力。

◎組合二：活動量大＋缺乏社會情境的瞭解（不在意要求）

第二種情形是孩子的活動量大（ADHD特質），且不在乎老師的班級經營要求（AS特質）。

這時，優先要處理的是讓孩子的活動量維持在一個範圍內。也就是說，與其讓孩子四處走動，寧可希望他坐在座位上，進行靜態活動。

我的作法傾向於兩害相權取其輕，亦即在「孩子到處走動」與「靜下來做他想要做的事情」之間，我寧可選擇後者。給予適度的寬容值，允許他進行與課程無關的靜態活動，同時我們心裡明白，這只是階段性的權衡之計。

◎組合三：衝動＋規律性被破壞

第三種情形是孩子情緒衝動（ＡＤＨＤ特質）。我們要思考引發他情緒衝動的是什麼。

若是因未按照既定結構進行或破壞了既定的例行事務，而產生情緒衝動（ＡＳ特質），那麼「結構性被破壞」是主要原因，而引發情緒衝動則是次要情況。

因此在處理上，優先以有助於孩子情緒穩定為原則。先維持他對於日常生活的結構性需求，降低突發狀況的發生機率，以減少對於孩子結構性的破壞。

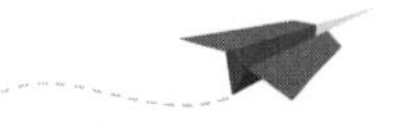

家有亞斯兒，如何做好親師溝通與手足溝通

之一

「媽媽，有件事情，我不知道該不該說……」

導師打電話給柏弘的媽媽。

媽媽一聽，急著問：「什麼事，老師？柏弘怎麼了嗎？」

「沒有啦……我是想問柏弘有沒有去過醫院看醫生？」

「柏弘最近沒有咳嗽、發燒，也沒有喉嚨痛，沒有看病。」

「嗯……不是的，我是問，他有沒有去看過一些情緒、人際方面的……」老師說得吞吞吐吐。

媽媽疑惑地問：「老師，你能不能說清楚一點？」

老師深呼吸一口氣，鼓起勇氣開口：「好吧，那我直說了。請問柏弘看過兒童心智科或兒童精神科嗎？」

媽媽反問：「老師為什麼會這麼問？」

「因為以我十幾年來的教學經驗，發現柏弘的行為及人際應對與亞斯伯格症孩子好像。但這是我猜的，我不是專業，只是上過一些特教研習，你知道的，我們每週三都要進修。呃，你們不覺得柏弘有點……奇怪嗎？」

「奇怪」兩個字，老師講得有點尷尬。

媽媽回說：「我們沒有去看過精神科醫師。」

「那找過心理師嗎？」

媽媽淡然地回：「很抱歉，也沒有欸。我們不覺得柏弘怎麼了。可能是我和先生的教養方式的關係，這孩子比較被寵壞，任性了點。」

「哦，是這樣啊，呃……」一時間，老師不知道該如何接話。

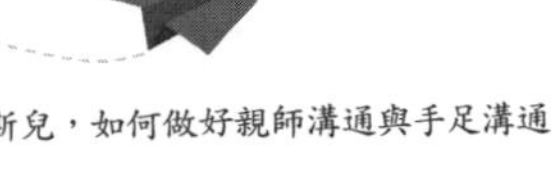

之二

「媽媽，星期六下午我同學要到家裡來，我們要討論數學科展的事情。那天你能不能帶哥哥出去？」

「為什麼要出去？你和同學在客廳或房間討論就可以，哥哥又不會妨礙你們。」

「誰說不會妨礙？每次只要有同學來，他就很怪，沒他的事情，他也要靠過來，這讓我很尷尬欸！害我隔天到學校時，同學們都在旁邊竊竊私語，指指點點說這個哥哥好奇怪。這一次，我好不容易才說服雅琳和雪兒鼓起勇氣到家裡來。」

「哥哥又沒有惡意。我想他只是想要和你的同學們聊天、打招呼而已。」

「拜託，誰理他？也不會看場合、時間或對象。他以為人家都和他有關係啊！我不管，反正你們那天就出去。不然我們改去外面的速食店或咖啡館也可以。」

「妹妹，你這樣讓媽媽有點為難。再怎麼樣，小蔚也是你哥哥啊。」

「我才不想要有這種哥哥。為什麼別人的哥哥都很正常，只有我哥不一樣？」

這個「正常」、「不一樣」的說法，讓媽媽頓時無語，不知該如何解釋。

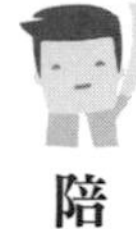

陪伴亞斯好溝通

父母的難題：該不該對老師隱瞞孩子的診斷

孩子被診斷是亞斯或疑似亞斯、過動或疑似過動，家長到底要不要告訴導師？這實在是兩難。

選擇不說，或許是想在現階段，孩子的情緒、行為、學習、人際等反應，不至於明顯如典型的亞斯伯格症或注意力缺陷過動症，老師可能還看不太出來。縱使醫療診斷提及孩子有亞斯伯格症或疑似亞斯、注意力缺陷過動症或疑似過動，父母也不考慮為孩子申請特殊教育學生的身分。

也或許想先讓老師以面對一般生的方式，與孩子接觸，並且進一步觀察孩子在普通班的反應。雖然知道老師對於孩子在班上的情緒、行為、學習、人際等表現有微詞，但還是想著走一步算一步，以靜制動。

選擇不說，或許不是刻意隱瞞，而是擔心若口頭告知或將診斷證明書給老師看，老師是否會有先入為主的刻板印象，把孩子的表現都歸咎於「他就是亞斯／就是過動，無論老師怎麼做都沒什麼用」的錯誤觀念，以消極的態度教導孩子。

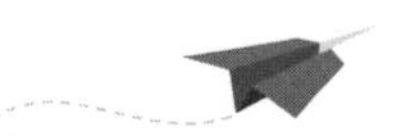

又或許是顧慮到在教學現場，並非每一位老師都想進一步地瞭解身心障礙孩子的特質。雖然父母心裡有些忐忑不安，因為孩子畢竟有亞斯或過動特質，但仍然選擇保密，希望老師對孩子一視同仁。

在說與不說之間，爸媽如同走鋼索般忐忑，難以抉擇，內心煎熬、折磨。不說，又深怕有朝一日，老師終究會知道孩子早就有亞斯伯格症或注意力缺陷過動症的醫療診斷。

我常談到，**診斷是一種溝通，是瞭解眼前特殊需求孩子的關鍵**。但是這份溝通需要建立在我們彼此都想要瞭解孩子的動機上。當我們具備想要瞭解孩子的動機，就有機會走進孩子無人知曉的內心世界。

親師溝通的溫馨叮嚀

亞斯孩子的父母有時非常苦惱，因為不清楚孩子在教室裡的社會行為、人際互動與學習表現情況。

還有，老師是否瞭解什麼是自閉症、什麼是亞斯伯格症？許多家長難以開口詢問，卻又非常擔心老師對這些孩子是否具備基本概念。因為若老師缺乏對亞斯伯格症的瞭解，師生間很容易起衝突。

特別是對於亞斯孩子來說，一次又一次的衝突，很容易讓他對老師產生負面印象，進而影響上課的配合度及參與度。

此外，亞斯孩子對於人、事、物「非黑即白」的二分法，老師能否更清楚地掌握這一點，對孩子在學校的行為也有影響。

◎列出孩子的優勢能力清單

建議將孩子目前擅長、會做的事情，清楚地條列成一張清單，提供老師參考。例如孩子聽、說、讀、寫、算的能力，幫助老師瞭解孩子的基礎課業能力。

在課堂上做會做的事、有事情做，亞斯兒的情緒行為會比較穩定。因此「知道孩子會什麼」，比只是聚焦在他不會什麼，有助於孩子在教室裡多些適應。

◎列出孩子的敏感情緒地雷

由於亞斯伯格症孩子的地雷相當多，建議將這些地雷也清楚地條列成一張清

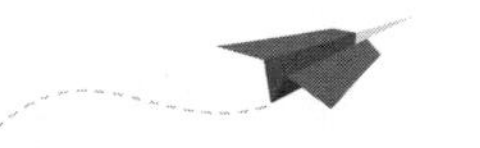

單，提供給老師參考。例如說話音量不要太大，任何改變都容易引發孩子的激烈情緒，減少無預警的狀況發生，或是請別任意碰觸孩子。

再次強調，並不是要嚇老師，而是這些孩子真的非常敏感，老師真的有必要且需要事先瞭解。否則一旦關係出問題，除了彼此耗損心力與折磨，後續將花費更多時間與心思處理。

◎提供後勤支援系統的資源

發現導師或科任老師對於亞斯伯格症的相關概念不甚瞭解時，家長可以提供相關資源給老師參考，有助於老師對泛自閉症有更清楚的概念，這也是良好的親師合作模式。

資源班老師也是提供普通班老師支援的重要關鍵。

與老師分享的時候，父母可以向老師表示：「我這裡有一些關於亞斯伯格症的資料，一起和你分享。我想，對於瞭解孩子的情況會有些幫助。」

再次提醒自己，我們並非要教老師知道什麼是亞斯伯格症，而是純粹提供相關資訊與老師分享。

釋出我們的善意，展現對待孩子的誠意

在教學現場，如果我們誠心地願意合理看待孩子，孩子一定會誠心感謝。學習過程中，能遇到一位願意理解、接納自己的老師，是孩子生命中的貴人與福氣，也是他改變的契機。

感謝在教學現場的無數想要瞭解特殊需求孩子的老師們，扶孩子一把，陪孩子走一段，接納孩子的所有存在。

老師的難題：爸媽不願承認孩子的障礙

「他不是亞斯兒，這只是他的個性、特質。」

「我的孩子不是過動兒，他只是活潑、熱情、精力旺盛。」

協助父母面對孩子的狀況時，有時讓相關老師（例如輔導老師、資源班老師）頭痛的是，爸媽拒絕承認孩子的疾病或障礙。

◎從個性、特質等角度來看，以一般方式與孩子相處

面臨家長如此反應，我們就順勢而為吧。暫時放下孩子是不是亞斯兒／過動兒

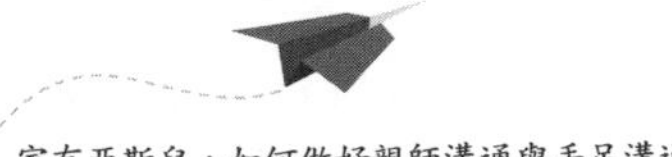

的討論。如果爸媽認為孩子不是亞斯兒／過動兒，那麼我們就試著從個性、特質等角度來看，以一般方式與孩子相處。

倘若這麼做，師生之間相安無事，孩子在生活、學習、人際、行為與情緒等方面的狀態良好，那麼是不是亞斯兒／過動兒就不是那麼重要了。

◎調整互動方式，但先不對家長說破

但假如用對一般孩子的方式對待亞斯兒／過動兒，卻在相處的過程中，不斷發生碰撞、衝突，我們就要思考是否採取對待亞斯兒／過動兒的方式互動。

過程中，暫時先不跟家長刻意強調孩子有障礙或疾病，畢竟對父母來說，要面對、接受、承認孩子的狀況，的確需要時間。不妨將家長是否面對、接受、承認這一點，放到後面處理。

協助父母與亞斯兒相處

當下的目標是解決孩子在學校的情緒、行為、社交等問題，同時可以直接告訴父母如何與孩子相處。

例如若研判孩子可能有亞斯伯格症，我會讓爸媽瞭解如何對孩子投其所好，建立關係，不批判孩子的興趣，而是試著去瞭解他的嗜好。

試著以「二選一」的方式，讓孩子選擇。這樣一來，既尊重孩子的選擇，也堅持我們的立場。

若非必要，不要有太多變動。即使對於一般人來說，能夠維持結構，順應自己的節奏，事情照著既定計劃進行，也能讓人安心許多。

這些方法也很適合用來與一般孩子互動。只是對於有亞斯伯格症傾向的孩子，上述做法需要更細膩地處理。

先解決孩子目前在學校的狀況，至於他是不是亞斯或過動，爸媽是否願意面對、接受或承認，可以透過孩子在學校與家裡的後續表現作為參考指標。

當然，最後會由醫師或「特殊教育學生鑑定及就學輔導會」（簡稱鑑輔會）委員進行確認，給予診斷。

如何與亞斯伯格症手足溝通？

亞斯兒的兄弟姊妹承受著他人無法想像的許多壓力，長時間相處在一個屋簷

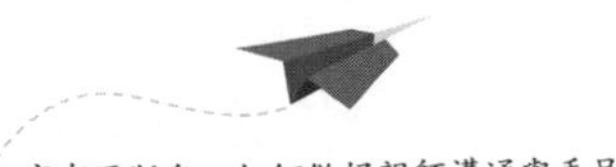

下，面臨亞斯兒不時拋來的問題而應接不暇，疲於奔命，心思很容易陷入浮躁的狀態。這樣的為難與處境，父母需要有所瞭解、體會與感受。

父母不能理所當然地認為手足就一定懂得如何與亞斯兒相處。別一味要求手足必須不時地禮讓、忍氣吞聲，甚至於不能有負面情緒。這真的很強人所難。

父母必須成為手足的支持與後盾，讓他們瞭解面對亞斯兒時，產生負面情緒是很自然的，不需要有任何道德的框架與罪惡感。

◎給予善意回應

亞斯兒常常是想要說什麼就說出口，不會考慮手足想不想聽、有沒有時間聽與聽了有什麼感受，往往沒敲門就進房間，接著便滔滔不絕地訴說自己想要講的內容。

在家裡，我們除了教亞斯兒要學會判斷他人的感受，並且也要引導手足表達，例如說：「我現在沒空。如果你想跟我說話，等我把事情做完再說，這樣我會比較自在。」「我被嚇到了，下回進來前，請你先敲門，維持應有的禮貌與尊重。」

◎回以明確答案

「妹妹，我可以跟你聊天嗎？」亞斯兒敲門詢問，但手足當下有其他正事需要做，例如寫作業、準備考試。

如果直接拒絕亞斯兒：「走開，我沒時間，別來煩我！」很容易引起他的暴怒，因為事情的發展和自己設想的不一樣。

如果告知亞斯兒：「等我把事情做完。」他可能會回應：「你沒有說清楚做完是幾點幾分，我怎麼知道？」

但是手足可能不以為然地認為：「我幹麼要這麼清楚地向你報告我的時間？」我們可以讓手足瞭解，模糊及不確定的回應容易使亞斯兒無所遵循，上演內心小劇場，感到心慌意亂、焦慮不安。

亞斯孩子需要一個比較明確的時間點。有了標準答案，他會感到安心而自在，心裡比較踏實，因為有所遵循，知道接下來會發生什麼事。

那麼，到底哪些事情需要提前明確地告知，哪些事情可以模糊帶過？關於這個問題，每一個亞斯兒在乎的情況不同，沒有標準答案。

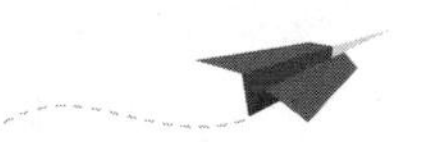

不過，我們可以從自己對孩子的瞭解程度著手，並且根據過去的經驗值釐清與判斷，慢慢地可以找到與孩子最佳的互動模式。

瞭解亞斯伯格症的特質，彼此建立了關係，孩子會發現家中的亞斯兄弟姊妹也是可以好好溝通的。

◎生氣時，別開口

手足覺察自己當下有情緒時，建議先保持冷靜，不說話，待在房間裡，讓自己的生氣、憤怒、煩躁等情緒冷卻。

待心情平靜後，再找個適當的時間，以溫和、不刺激的口吻、語氣，與亞斯伯格症手足溝通，表達自己的想法與感受。

切記，避免與亞斯兒爭吵，以防他暴怒、歇斯底里，或壞了他對手足的印象。當亞斯兒認為手足不友善，在二元對立的觀念下，很容易將手足推向關係的另一端，謝絕往來。

【後記】亞斯兒不難纏，如果你願意開啟善意的溝通

亞斯難帶嗎？的確如此，因為這群孩子有著異質性極大的特質，每個亞斯兒呈現出來的模樣很不一樣。

這讓身旁的大人在教養、教學方面，很難以簡單的「得來速」方式複製、貼上同一套方法。

亞斯很難瞭解嗎？這倒不盡然。

如果我們願意先拋開對亞斯既有的刻板印象，例如目中無人、自以為是、超

難相處、怪裡怪氣等負面標籤，注入我們想要瞭解的善意，經過一次又一次的過招，你將逐漸看見亞斯伯格症孩子迷人、良善的一面，例如專注、堅持、熱情、單純等，且深深著迷。

亞斯兒的成長過程中，在求學階段很辛苦。由於社會框架、團體約束，面對認為他們「不一樣」的異樣眼光，要求他們在課業表現上必須「一致」，使得亞斯兒與這個社會顯得格格不入，如同穿上不合身的衣服，感到不適又難耐。

亞斯伯格症孩子需要有人「懂」他。如果你願意，「關係」這扇門將為你與亞斯兒開啟，讓彼此細膩地走進對方的內心裡。每多一個人瞭解，每多一分同理接納，孩子將漸漸退去包裹在外的防衛、懷疑、不安等外衣，鼓起勇氣，微笑走向你。

當彼此接近，頻道相近，相互共鳴，你將發現原來與亞斯兒的溝通竟是如此容易。關係建立了，孩子能夠感受到你的真誠善意。

不動怒，與亞斯伯格症孩子親近溝通，讓我們慢慢地學會如何以合理、正向的方式表達，並以彈性、多元與周延的角度看待事情，感受眼前細微的美好。

不動怒，

與亞斯伯格症
孩子親近溝通

我發現隨著年齡的增長，自己愈來愈嚮往亞斯的生活。怎麼說呢？在生活上，期待保持單純，對於太複雜的人、事、物，逐漸斷、捨、離。期許自己能夠專注於感興趣的事物，將熱情投注其間，維持專屬於自己的生活節奏感。

雖然生活中存在著許多不確定性，但是慢慢地，找到自己能夠控制的部分，依自己的步調，讓自己少一點焦慮，多一分安心。

感謝這些年來與亞斯兒的相遇和相知，幫助我在看待每個生命時，能夠更加溫和、包容與柔軟。

國家圖書館預行編目資料

不動怒，與亞斯伯格症孩子親近溝通/王意中著. -- 初版. -- 臺北市：寶瓶文化事業股份有限公司, 2022.05　面；　公分. -- (Catcher；105)
ISBN 978-986-406-294-2(平裝)
1.CST: 亞斯伯格症 2.CST: 自閉症 3.CST: 親子溝通 4.CST: 親職教育

415.988　　111005794

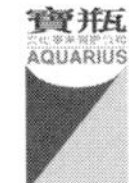

Catcher 105

不動怒，與亞斯伯格症孩子親近溝通

作者／王意中　臨床心理師

發行人／張寶琴
社長兼總編輯／朱亞君
副總編輯／張純玲
主編／丁慧瑋
編輯／林婕伃
美術主編／林慧雯
校對／丁慧瑋・林俶萍・劉素芬・王意中
營銷部主任／林歆婕　業務專員／林裕翔　企劃專員／李祉萱
財務／莊玉萍
出版者／寶瓶文化事業股份有限公司
地址／台北市110信義區基隆路一段180號8樓
電話／(02)27494988　傳真／(02)27495072
郵政劃撥／19446403　寶瓶文化事業股份有限公司
印刷廠／世和印製企業有限公司
總經銷／大和書報圖書股份有限公司　電話／(02)89902588
地址／新北市新莊區五工五路2號　傳真／(02)22997900
E-mail／aquarius@udngroup.com

法律顧問／理律法律事務所陳長文律師、蔣大中律師
如有破損或裝訂錯誤，請寄回本公司更換
著作完成日期／二〇二二年三月
初版一刷日期／二〇二二年五月二十五日
初版五刷日期／二〇二四年四月三十日
ISBN／978-986-406-294-2
定價／三四〇元

AQUARIUS 寶瓶 文化事業

愛書人卡

感謝您熱心的為我們填寫，
對您的意見，我們會認真的加以參考，
希望寶瓶文化推出的每一本書，都能得到您的肯定與永遠的支持。

系列：Catcher 105 **書名：不動怒，與亞斯伯格症孩子親近溝通**

1.姓名：__________ 性別：□男 □女

2.生日：____年____月____日

3.教育程度：□大學以上 □大學 □專科 □高中、高職 □高中職以下

4.職業：__________

5.聯絡地址：____________________

聯絡電話：__________ 手機：__________

6.E-mail信箱：____________________

□同意 □不同意 免費獲得寶瓶文化叢書訊息

7.購買日期：____ 年 ____ 月 ____日

8.您得知本書的管道：□報紙／雜誌 □電視／電台 □親友介紹 □逛書店 □網路 □傳單／海報 □廣告 □其他

9.您在哪裡買到本書：□書店，店名__________ □劃撥 □現場活動 □贈書 □網路購書，網站名稱：__________ □其他__________

10.對本書的建議：（請填代號 1.滿意 2.尚可 3.再改進，請提供意見）

內容：__________

封面：__________

編排：__________

其他：__________

綜合意見：____________________

11.希望我們未來出版哪一類的書籍：____________________

讓文字與書寫的聲音大鳴大放

寶瓶文化事業股份有限公司

（請沿此虛線剪下）

廣　告　回　函
北區郵政管理局登記
證北台字15345號
免貼郵票

寶瓶文化事業股份有限公司　收

110台北市信義區基隆路一段180號8樓
8F,180 KEELUNG RD.,SEC.1,
TAIPEI.(110)TAIWAN R.O.C.

（請沿虛線對折後寄回，或傳真至02-27495072。謝謝）